Trattamento ecologico nella malattia di Parkinson

(Farmaci, tardi e in piccole dosis)

Dr. Rafael González Maldonado

neurologo

Trattamento ecologico nella malattia di Parkinson

(Farmaci, tardi e in piccole dosi)

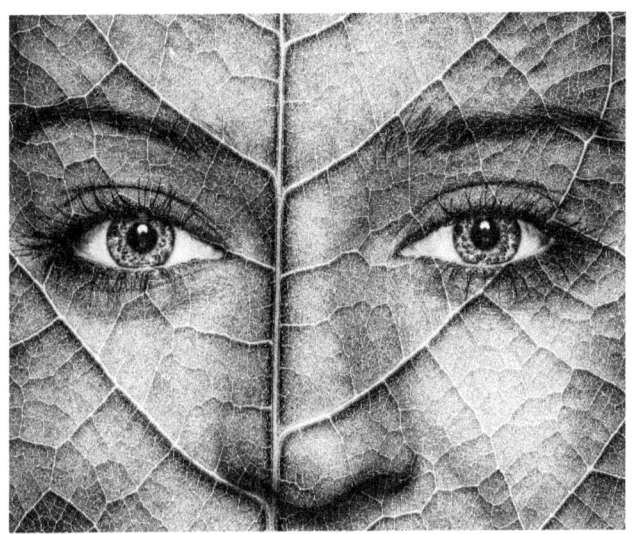

Dr. Rafael González Maldonado

neurologo

Titolo: Trattamento ecologico nella malattia di Parkinson
Sottotitolo: (Farmaci, tardi e in piccole dosi)

Autore: Rafael González Maldonado

Editore: KDP Amazon, North Charleston
1a EDIZIONE, Aprile 2023.

KDP ISBN: 9798862460377

A Yairelis

Il semplice incidente dell'innamoramento è tanto benefico quanto sorprendente. Arresta l'influenza pietrificante degli anni, confuta le conclusioni ciniche e a sangue freddo e risveglia la sensibilità assopita *

(RL STEVENSON, *Virginibus puerisque* 1881)

---

* *This simple accident of falling in love is as beneficial as it is astonishing. It arrests the petrifying influence of years, disproves cold-blooded and cynical conclusions, and awakens dormant sensibilities.*

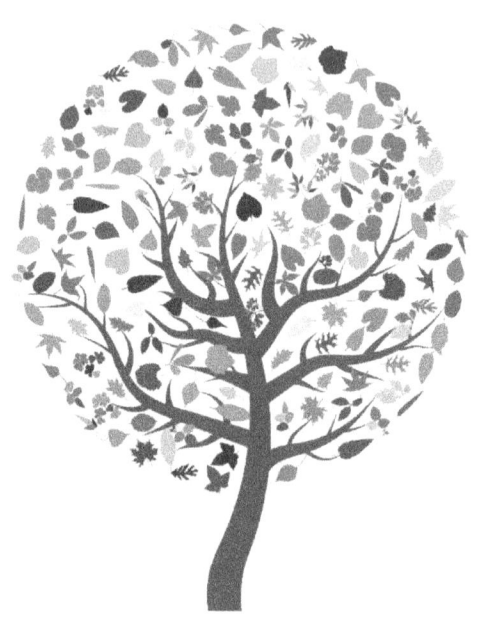

Indice

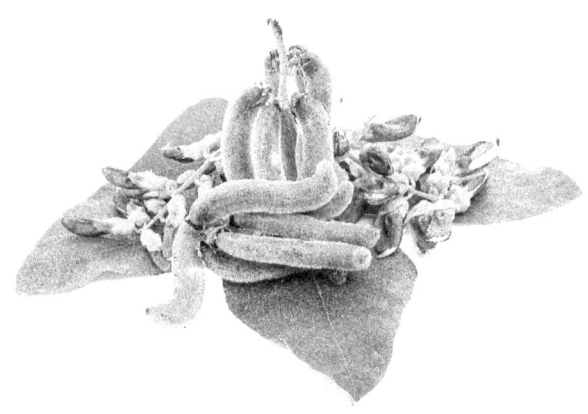

La Mucuna pruriens è un fagiolo tropicale con un'alta concentrazione di levodopa. I suoi semi, in polvere o in estratto, sono il prodotto naturale più efficace per il trattamento del morbo di Parkinson.

Molte volte il rimedio è peggiore del male. Lasciar fare alla natura in un caso, e nell'altro al buon senso. Il medico saggio deve sapere quando far ricette e quando non farle, e a volte l'arte consiste piuttosto nel non prescrivere la cura.

(Baltasar Gracián, 1647)

Introduzione

L'ecologia difende la natura dalle devastazioni dell'uomo e questo *trattamento ecologico* mira a proteggere i pazienti dall'eccesso di farmaci.

Cinque anni dopo la diagnosi, presenteranno due tipi di sintomi: quelli della malattia descritta da James Parkinson, e altri che il medico inglese non ha mai visto, quelli causati dai moderni farmaci che sono stati loro prescritti ad alte dosi per mesi e anni: discinesie, disturbi cognitivi, sincope, allucinazioni, perdita del controllo degli impulsi...

I farmaci saranno necessari a un certo punto, ma il loro uso dovrebbe essere ritardato e dovrebbero essere somministrati a basse dosi. In farmacia non esiste un trattamento per la malattia di Parkinson, ma solo per alleviare i sintomi. I farmaci non curano la malattia; al contrario, gli effetti collaterali si accumulano nel tempo.

Fortunatamente esistono trattamenti che migliorano i sintomi e la progressione del Parkinson, ma non sono farmaci. Non cercate in farmacia ciò che la vita ha da offrire fuori: l'esercizio, il divertimento, il nutrimento emotivo, la gestione del microbiota e i cambiamenti nello stile di vita vi miglioreranno a tal punto da poter ritardare l'uso dei farmaci. E quando hai bisogno di levodopa, iniziate con la sua forma naturale che si trova nella mucuna, una fava tropicale, che vi permetterà di ridurre le dosi di Sinemet o Madopar.

Questo libro non è una prescrizione medica, ma un'informazione per le persone interessate alla malattia di Parkinson. Non deve essere applicato senza la supervisione di un medico.

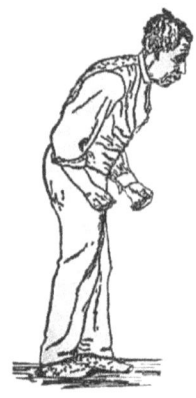

SINTOMI DELLA MALATTIA

Tremore

Rigidità

Lentezza

Dopo 4-5 anni, SINTOMI DA FARMACI

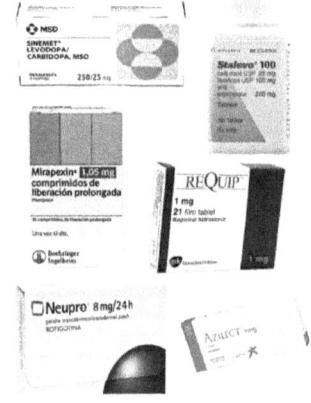

Discinesie

Allucinazioni

Impulsi incontrollati

Somnolenza diurna

+ Incubi

+ Costipazione

FIGURA 1: Dopo 4-5 anni di trattamento, ai sintomi della malattia di Parkinson si aggiungono quelli causati dai medicamenti. I farmaci devono essere ritardati e, quando necessario, somministrati in piccole dosi. I *farmaci, ritardati e minimi.*

1. Sintomi mai visti dal dottor Parkinson

James Parkinson non ha mai visto discinesie... perché la levodopa non era disponibile. I suoi pazienti non avevano allucinazioni, né perdevano il controllo degli impulsi, né aumentavano gli incubi perché nessuno vendeva pramipexolo o ropinirolo. Senza carbidopa non soffrivano di neuropatia e senza rasagilina, la loro frequenza cardiaca non era disturbata.

A 5 ANNI, NUOVI SINTOMI DOVUTI AI FARMACI

Dopo quattro o cinque anni di trattamento, vedremo comparire due tipi di sintomi: quelli tipici della malattia di Parkinson (rigidità, lentezza, tremori) e *quelli nuovi,* causati dai numerosi farmaci accumulati nel corso di mesi e anni.

È spaventoso leggere i prospecti d'uso dei farmaci antiparkinsoniani. Sono necessari, alleviano i sintomi e prima o poi bisogna prenderli. Ma con il passare degli anni hanno un viso meno amichevoli.

Non esiste un trattamento per la malattia di Parkinson in farmacia, ma solo per i sintomi. Se non si assumono farmaci, la malattia seguirà il suo corso naturale. Non è un'infezione che necessita di antibiotici contro l'invasione di batteri. La levodopa o il pramipexolo migliorano i movimenti e i tremori, ma se non vengono assunti, la malattia non peggiora, anzi, è il contrario.

BALLA" PERCHÉ HA ASSUNTO TROPPE PILLOLE.

Se un paziente si muove come se ballasse, significa che ha assunto troppi farmaci. È necessario ridurre la levodopa, gli agonisti o entrambi.

Poiché questi farmaci non esistevano ai tempi di James Parkinson, i suoi pazienti non soffrivano di questi strani movimenti coreici, simili a una danza, di braccia e gambe (discinesie). Ai nostri giorni, quando i pazienti gesticolano, non è a causa della malattia, ma perché gli sono state prescritte troppe pillole. Il tremore è una cosa diversa, un movimento regolare, come un pendolo, e la sua causa sarebbe l'opposto: una mancanza di dopamina, non un eccesso.

Le discinesie e le fluttuazioni motorie (oscillazioni, *on-off*, fenomeno di fine dose) appaiono dopo quattro o cinque anni di terapia. Sono più frequenti con la levodopa, ma si presentano anche con gli agonisti dopaminergici (ropinirolo, pramipexolo), che aggiungono numerosi effetti collaterali: allucinazioni, disturbi del sonno, forte stitichezza, sonnolenza diurna, ecc.

ELOGIO DELLA LEVODOPA

Grazie alla levodopa, i malati di Parkinson vivono meglio e più a lungo. In cinquant'anni non è stato scoperto un farmaco più efficace o meglio tollerato.[262] Prima o poi dovrà essere assunto, ma il problema è che a lungo termine provoca discinesie, soprattutto se somministrato a dosi elevate.

Quando la levodopa raggiunge il cervello, i neuroni producono la dopamina che manca nella malattia di Parkinson. La dopamina agisce anche sul cuore e sull'intestino e all'inizio del trattamento può causare tachicardia o nausea.

Questi disagi sono diminuiti da quando i laboratori hanno aggiunto la carbidopa (Sinemet) o la benserazide (Madopar), che inibiscono l'enzima dopadecarbossilasi.* Sinemet 25/250 ha un rapporto levodopa/carbidopa di 1:10, successivamente aumentato a 1:4 in Sinemet Plus 25/100 per ridurre gli effetti collaterali.

PIÙ CARBIDOPA ANTICIPA LE DISCINESIE

Tradizionalmente si incolpa la levodopa per le discinesie e le altre complicazioni motorie, ma alcuni esperti ora indicano gli inibitori della decarbossilasi come i veri colpevoli o complici. Il fatto é che coloro che hanno assunto proporzioni più elevate di carbidopa (Sinemet Plus) o benserazide (Madopar) sviluppano le discinesie due anni prima rispetto a coloro che presero Sinemet 25/ 250. †

All'inizio del trattamento con levodopa, gli effetti collaterali sono più numerosi e si consiglia di associarla a più inibitori della decarbossilasi (Sinemet Plus 25/100, Madopar 50/200); ma presto il paziente si abitua, la tollera

---

* La dopadecarbossilasi metabolizza la levodopa in dopamina, che irrita il cuore e l'intestino. La carbidopa inibisce la dopadecarbossilasi, che rimuove la dopamina dal flusso sanguigno ma non dal cervello, perché non attraversa la barriera emato-encefalica, dove viene convertita in dopamina.

† La discinesia è comparsa a 4 anni di età se sono stati trattati con Madopar o Sinemet Plus (rapporto 1:4) e a 6 anni di età se sono stati trattati con Sinemet 25/250 (1:10)[9].

meglio e necessita di meno carbidopa (Sinemet 25/250). Nei casi avanzati, le discinesie migliorano con una riduzione della carbidopa e persino con la sola levodopa.[106]

La mucuna non contiene carbidopa o benserazide, il che può spiegare perché raramente provoca discinesie.

CON POCA LEVODOPA, AVREMO POCHE DISCINESIE

Le discinesie indotte dalla levodopa sono dose-dipendenti. Con una dosedi soli 300-400 mg al giorno nei primi anni, le complicazioni motorie saranno poche.[120,128]

Per i soggetti di nuova diagnosi, molti esperti neurologi preferiscono iniziare con una bassa dose di levodopa (3-4 compresse di Sinemet Plus) piuttosto che con gli agonisti dopaminergici, che sono meno efficaci e con interazioni farmacologiche ed effetti collaterali significativi.[120,128,150][*]

Suggerisco un trattamento misto e più ecologico: pochissimo Sinemet Plus (da 1 a 2 compresse in due o tre dosi) e integrazione con levodopa naturale (mucuna).

AGONISTI SONO DEI FASTIDIOSI "AIUTANTI

Gli agonisti della dopamina (ropinirolo, pramipexolo) imitano l'azione della levodopa e sono poco efficaci e anche fastidiosi. Vengono venduti con il pretesto che la levodopa causa discinesie,[†] ma causano anche discine-

---

[*] Nei pazienti che hanno assunto 300 mg di levodopa al giorno per 80 settimane, non si sono verificati cambiamenti nel corso della malattia.[234]

[†] I laboratori che vendono agonisti della dopamina sono quelli che insistono maggiormente sul fatto che la levodopa provoca discinesie.

sie, oltre a importanti complicazioni:[130,262] incubi, disturbi del sonno REM, allucinazioni visive, episodi di confusione e disturbi del controllo degli impulsi: ipersessualità, acquisti compulsivi, ossessione per i giochi d'azzardo, ecc.

PERCHÉ "RESISTERE" 2 ANNI CON GLI AGONISTI?

Il ropinirolo e il pramipexolo causano meno discinesie della levodopa, ma la maggior parte dei pazienti non li tollera a lungo* perché vede pochi benefici rispetto ai danni che causano. Dopo due o tre anni devono aggiungere la levodopa.

Coloro che resistono per cinque anni ai soli agonisti hanno meno discinesie rispetto a coloro che hanno ricevuto levodopa, ma dopo due o tre anni non c'è alcuna differenza, nonostante il risparmio di levodopa.[193]

La presunta prevenzione delle complicanze motorie non funziona.† Il trattamento precoce con agonisti non migliora la prognosi dei pazienti.[206]

COSTIPAZIONE, INCUBI E SONNOLENZA DIURNA

La stipsi si manifesta anni prima dei sintomi motori, ma è fortemente aggravata dai farmaci, soprattutto dagli agonisti della dopamina.[165]

---

* Un numero crescente di pazienti rifiuta il trattamento agonista e la metà di essi lo interrompe entro un anno.[68,192]

† L'assunzione di agonisti da soli produce meno discinesie, ma ben presto si deve aggiungere la levodopa. Alla fine saranno come se avessero assunto levodopa... e avranno perso anni di qualità della vita.

La metà delle persone con malattia di Parkinson ha sonno durante il giorno.[209] Ciò è favorito dalla degenerazione dei centri nervosi del sonno (*locus ceruleus*), ma con i trattamenti si rileva un aumento della sonnolenza diurna,* soprattutto con gli agonisti e le benzodiazepine.

Anche il sonno notturno è disturbato da tutti gli agonisti, che riducono il periodo REM (dove avviene la maggior parte dei sogni) quasi fin dall'inizio.[27]

Il ropinirolo è quello che disturba di piùi il sonno notturno, che produce la massima sonnolenza diurna e le discinesie più precoci.[131.]

E quando il sonno è disturbato, giorno e notte, le capacità cognitive e motorie si deteriorano.

INCIDENTI STRADALI LEGATI AGLI AGONISTI

Se ha avuto un incidente stradale perché si è addormentato improvvisamente al volante, è colpa del pramipexolo o del ropinirolo; è già successo in passato.[31]

Non parlo della solita sonnolenza diurna, ma di attacchi di sonno improvvisi, molto pericolosi perché imprevedibili.[22,31,255]

Tutti gli agonisti (ropinirolo, pramipexolo e anche gli derivati del'ergot non più utilizzati) possono scatenare attacchi di sonno,[22,171,255] a volte senza preavviso di una precedente sonnolenza diurna. Il rischio aumenta con

---

* Nella descrizione di James Parkinson (*An essay on the shaking palsy* 1817)[168] · viene citato un solo caso di disturbo del sonno, ma viene attribuito al fatto che la rigidità e i tremori non permettono di dormire.

dosi più elevate e trattamenti prolungati; è minore con la levodopa e altri.[171,255]

IL CUORE E LA PRESSIONE SANGUIGNA CON IMAO*

Gli IMAO (selegilina, rasagilina e safinamide) favoriscono crisi ipotensive o ipertensive e alterano il ritmo cardiaco. Alleviano la sonnolenza durante il giorno ma peggiorano il sonno notturno.

Alcune persone hanno bisogno di rasagilina perché senza di essa sono meno mobili, ma non compensa il rapporto benefici-danni, eccetto che in alcuni giovani e in casi specifici.

Se un paziente soffre di vertigini quando si alza in piedi, di solito è dovuto all'ipotensione ortostatica, che a volte può portare alla sincope. Questo fenomeno è dato dalla malattia, ma è peggiorato dagli IMAO, dalla levodopa, dagli agonisti e dai farmaci in generale. †

NEUROPROTETTORI" CHE ACCORCIANO LA VITA

I laboratori che commercializzano rasagilina e selegilina attribuiscono loro un effetto neuroprotettivo, che non vedo chiaramente.

Non è certo che proteggano dal morbo di Parkinson e, anzi, le statistiche mostrano che chi assume inibitori

---

* Gli IMAO sono farmaci che inibiscono la monoamino ossidasi: selegilina (Plurimen), rasagilina (Azilect) e safinamide (Xadago).

† La pressione arteriosa diminuisce con la progressione della malattia di Parkinson, e ancor più con questi farmaci, e vi è il rischio di sincope. In alcune persone con una storia di pressione alta, i farmaci antipertensivi dovrebbero essere ridotti.

delle MAO-B muore prima. La situazione è ancora più grave se questi farmaci sono associati ad altri. Il rischio è maggiore negli uomini, negli anziani e nelle persone con pressione alta o problemi cardiaci.[231]

I DEMONI DELLA DOPAMINA INVADONO I TIMIDI

Per tutta la vita lo abbiamo visto così timido e tranquillo e ora pensa di essere il migliore del mondo, è ossessionato dagli acquisti e dal sesso, cerca sempre di flirtare a chiunque, inventa imprese fantastiche e potrebbe scommettere tutti i suoi soldi al casinò. È una persona del tutto differente... dopo questo trattamento.

Si tratta della mancanza di controllo degli impulsi, ciò che il Dr. Lees chiama *demoni della dopamina*.[59] Un carico eccessivo di farmaci porta alla sindrome da disregolazione dopaminergica.

I soliti colpevoli sono gli agonisti, a volte fin dall'inizio e a dosi molto basse: come nel caso di un paziente che è diventato dipendente dai gioco d'azzardo e ipersessuale con soli 0,18 mg di pramipexolo.[51]

Una variante che sovente passa inosservata è il cosiddetto *punding*: comportamenti stereotipati, con risposte motorie automatiche, in cui il paziente insiste nel montare e smontare gli oggetti, raccogliendoli e ordinandoli ossessivamente.[8]

IN CASO DI ALLUCINAZIONI, RIDUCI MOLTI FARMACI

I farmaci antiparkinsoniani possono causare allucinazioni visive, in particolare il pramipexolo e altri agonisti.[123,180] Ci sono anche casi di delirio, psicosi e mania con l'amantadina.[154]

La patologia psichiatrica segue una sequenza definita: inizia con i problemi del sonno (insonnia, incubi, agitazione), segue con i sogni vividi, le allucinazioni e i deliri e termina con la psicosi.[123]

Quando viene rilevata questa successione temporale, tutti i farmaci antiparkinsoniani, tranne la levodopa, devono essere ridotti o sospesi.

PERCHÉ I PAZIENTI MUOIONO PREMATURAMENTE?

Dal 1967 la levodopa è stata un trattamento rivoluzionario, che ha permesso ai pazienti di vivere meglio e più a lungo. Mezzo secolo dopo, i nuovi farmaci non hanno rivoluzionato nulla.

Per coincidenza o meno, la mortalità per il morbo di Parkinson, che era in forte calo, è aumentata negli ultimi anni, proprio quando sono stati messi a disposizione dei pazienti più medici e nuovi farmaci.

Dal 1999, negli Stati Uniti sono morti più pazienti di tutte le razze e di tutte le età, soprattutto uomini bianchi.[198] Lo stesso vale per Spagna, Inghilterra, Australia[182] e altri paesi.*

Ciò potrebbe essere attribuito a un aumento dell'incidenza o al fatto che la malattia di Parkinson è ora più

---

* In Spagna, i decessi per malattia di Parkinson sono aumentati drasticamente (del 78%) tra il 2006 (2.508 decessi) e il 2018 (4.483).[264] Anche in Inghilterra sono aumentati tra il 2001 e il 2014.

ampiamente codificata come causa di norte,[38], ma ci sono altri punti di vista. *

Il dati sono chiare, anche se le interpretazioni variano. Alcuni suggeriscono che la politerapia nelle persone con malattia di Parkinson migliora la qualità della vita, ma la accorcia anche: i pazienti vivrebbero meglio, ma per meno anni.

I LABORATORI PAGANO GLI STUDI CLINICI

Non metto in dubbio l'onestà dell'industria farmaceutica, ma gli studi clinici più comuni sono quelli progettati, commissionati, pagati e pubblicati sugli stessi farmaci che vendono. E, naturalmente, i risultati più favorevoli sono quelli presentati in riviste e conferenze. I risultati negativi sono meno diffusi.[128]

Gli studi sono generalmente condotti su pazienti di media gravità. I casi difficili o avanzati, quelli di età superiore ai 75 anni o quelli con problemi cardiaci o polipatologia non sono inclusi.[149] In queste persone, gli effetti avversi dei farmaci non sono studiati, eppure li prescrivono sobbene possano dan-neggiarli.[128]

SE NON TI MIGLIORA, BASTA PRENDERLO

I farmaci non curano la malattia di Parkinson, ma servono solo, e non sempre, ad alleviare i sintomi. Quin-

---

* I pazienti trattati con stimolazione cerebrale profonda vivono più a lungo, motivo per cui alcuni ritengono che abbia un effetto neuroprotettivo. Altri suggeriscono che la *protezione* è semplice: dovendo assumere meno farmaci dopo l'operazione, non ne subiscono gli effetti collaterali.

di, se un farmaco ti fa male, smettete di prenderlo. E se non ti dà problemi ma non ti migliora nemmeno, smettete di prenderlo.

Un'altra regola fondamentale è quella di ritardare il più possibile l'assunzione di farmaci e, quando necessario, di assumerne il meno possibile: *farmaci, ritardi e minimi.*

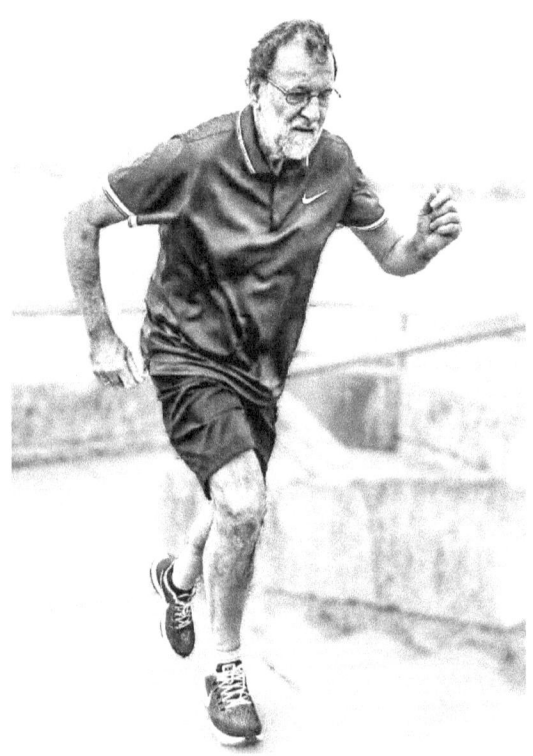

FIGURA 2: La camminata veloce (passi veloci, mo-vimenti esagerati delle braccia) è l'esercizio che aumenta maggiormente i livelli di dopamina. Lo vedevamo in televisione quando Mariano Rajoy, allora primo ministro spagnolo, faceva sport.

2. Camminata veloce invece di Sinemet

Camminare all'aria aperta è il miglior trattamento per la malattia di Parkinson. Nessun farmaco può impedirne la progressione. Esiste un solo rimedio per rallentare la sua avanzata: l'esercizio, l'attività fisica.[57]

IL DIVANO PREPARA AL MORBO DI PARKINSON

Le lunghe ore sul divano contribuiscono alla malattia di Parkinson: la maggior parte dei pazienti è sedentaria al momento della diagnosi.[135]

Chi si muove molto ha un rischio minore di soffrire del morbo di Parkinson, [60,210,226] e dell'Alzheimer.[97] Per prevenire queste neurodegenerazioni, cammina, nuota, fai sport: muoviti! La vita è movimento.

Esistono due tipi di pazienti:

1) quelli che camminano poco: peggioreranno e moriranno prima, e

2) quelli che si muovono molto: rallen-teranno la malattia e vivranno più a lungo e meglio. [251]

L'ESERCIZIO RALLENTA LA MALATTIA DI PARKINSON

L'esercizio fisico riduce i sintomi motori, libera la mente e rallenta la malattia perché stimola la neuroplasticità.[114]

Il movimento aumenta la dopamina cerebrale e protegge i neuroni, come è stato dimostrato nei topi e osservato nei pazienti.* Una singola sessione di esercizio aerobico migliora la plasticità neurale e l'apprendimento motorio.[28]

CAMMINATA VELOCE

Che si abbia o meno il morbo di Parkinson, ciò che aumenta maggiormente i livelli di dopamina è la camminata veloce.

Passeggiare va bene, correre va bene, ma è meglio camminare a passo svelto e muovendo molto le braccia.[138] È come nelle buone automobili: più che la velocità, è importante la ripresa rapida, la capacità di accelerare in pochi secondi.

Ricordate Mariano Rajoy quando era presidente della Spagna e in televisione faceva la *camminata veloce* (questo è il nome dello sport)? Camminava velocemente e agitava le braccia in modo esagerato.

Questa marcia è il miglior trattamento. Se si cammina a passo svelto per alcuni minuti ogni giorno, si sentiranno i benefici in una settimana.

Dieci minuti di camminata veloce sono meglio di un'ora di camminata... o di mezza compressa di Sinemet.

---

* I topi indotti al parkinsonismo in laboratorio conservano la dopamina quando corrono su un tapis roulant.[227,228] Per i pazienti, tutti raccomandano l'attività fisica,[195,205,207,225] in quanto protegge i neuroni dopaminergici[161] e promuove i fattori di crescita neuronale.[203,263]

ESERCIZI BREVI MA VIGOROSI

Invece di fare molti passi, camminate a passo svelto. Meglio ancora se aggiungete qualche minuto di *esercizio vigoroso di breve durata*, come quando si fa uno sprint per prendere un autobus in corsa.

Questa attività breve, veloce e ad alta intensità è particolarmente benefica per i pazienti affetti da Parkinson. [103,133,] Tre minuti di esercizio intenso equivalgono ai famosi 10.000 passi al giorno.[217]

In casa, si possono anche salire le scale velocemente (se non c'è rischio di caduta), varie volte al giorno, portando con sé uno zaino leggero. Questo aumenta la dopamina (e il testosterone negli uomini), accresce la sensazione di benessere e allunga la vita.[71]

CAMMINARE CON MUSICA E OCCHIALI INTELLIGENTI

Nella malattia di Parkinson si perde la melodia cinetica, la *musica* del movimento, il ritmo e il brio.

Per camminare, potete rubare alla musica il ritmo che vi manca: ballate o camminate con le auricolari ascoltando una marcia militare, la *Cavalcata delle Valchirie* (Wagner) o una qualsiasi canzone allegra. Vi muoverete di più, sarete vivaci e attivi e dormirete bene la notte.[53,118,153,197,245]

Per prevenire i blocchi della deambulazione, è possibile installare a casa segnali acustici (con musica o metronomo), visivi (linee sul pavimento) e tattili (una barra sulla parete del corridoio), que si adattano a ciascun paziente.[250]

È in fase di sviluppo una tecnologia avanzata con occhiali intelligenti Android che forniscono indicazioni multisensoriali: acustiche (musica e ritmi), visive (immagini) e aptiche (tatto), coordinate per facilitare la deambulazione ed evitare i blocchi.[111]

SE CAMMINARE FA MALE, È ORA DI NUOTARE

Alcuni pazienti non possono camminare quanto vorrebbero a causa del dolore al ginocchio o all'anca. Questo è il momento di nuotare. Nel nuoto terapeutico, le gambe non soffrono perché non sopportano alcun peso.

I pazienti vengono monitorati e, anche se sanno nuotare, sono dotati di un giubbotto di salvataggio. In questo modo non perdono tempo ed energie per cercare di galleggiare, sanno che non affonderanno e si muoveranno liberamente nell'acqua, come in un balletto.

Il risultato è spettacolare. Il nuoto sviluppa la mobilità, l'andatura e l'equilibrio (riducendo così le cadute) quanto o più degli esercizi a terra.[23,112]

IL NUOTO RIDUCE LA DISCINESIA

Il nuoto richiede l'armonizzazione dei movimenti delle estremità in una complessa sinergia, e questo viene utilizzato come trattamento naturale per l'atassia e altri problemi di coordinazione.[248]

È stato inoltre riscontrato un miglioramento delle discinesie, una scoperta inas-pettata nelle persone che hanno svolto attività acquati-che intensive per varie settimane.[195]

LA "MEMORIA MOTORIA" DEL CAMMINARE

Il principiante cade dalla bicicletta perché non si è auto-maturizzato a pedalare con il peso del corpo e l'equilibrio. L'apprendimento crea nuovi circuiti neurali che vengono memorizzati nella *memoria motoria*.

Nei pazienti con malattia di Parkinson si perde la memoria motoria della camminata. Si *dimentica* di scracciarsi e si ha difficoltà a fare lunghe falcate; i circuiti nervosi che automatizzano la camminata vengono compromessi e l'andatura diventa lenta, come quella di un robot, senza scioltezza.

Esistono fisioterapisti specializzati nel recupero della coordinazione dell'andatura e molte associazioni di Parkinson ne dispongono.

Il paziente viene addestrato per imparare di nuovo a camminare. Come nel calcio: per saper tirare bene un penalty, bisogna ripeterlo finché i neuroni automatizzano i circuiti appropriati e imprimono una nuova memoria motoria.

QUALSIASI ESERCIZIO FISICO MIGLIORA

Il nordic walking, uno sport di resistenza all'aperto, è molto efficace, aiutato dall'impulso dei bastoncini (simili a quelli da sci).[99]

La bicicletta statica è molto utile, e lo è ancora di più la bici da passeggio, fintanto che non c'è il rischio di cadere.[199]

Alcuni fisioterapisti innovativi si allenano con la realtà virtuale prima dell'esercizio fisico, con buoni risultati sulla camminata e sull'equilibrio.[62]

Le tecniche di controllo della mente sono molto utili.[113,125,237] Il Tai-chi ravviva l'andatura, aumenta la qualità della vita, allevia la fatica e la depressione, libera la mente e facilita il sonno.[237]

UN GIARDINO, UN PARCO, UNA FORESTA

Abbiamo bisogno di piante e alberi intorno a noi. Se aprite la finestra e vedete solo edifici, andate al parco, ogni giorno.

I pazienti sono più bloccati quando passeggiano in spazi chiusi o urbani, e meno bloccati quando camminano all'aperto, a contatto con la natura.[160] Non correte sul tapis roulant del centro fitness, con l'aria condizionata e le cuffie. Correte invece in campagna, all'aria aperta, sentendo il sole e ascoltando gli uccelli. Il tempo trascorso all'aria aperta migliora la malattia di Parkinson.[236]

CITTADINI DIVORZIATI DALLA NATURA

Il mondo civilizzato si è divorziato dalla natura e vive in ambienti artificiali. Più di 200 anni fa, il romantico Wordsworth lamentava: *

Nel correré appresso al mondo materiale e civilizzato, sprechiamo energia, abbiamo rinuniato a guardare la Natura che è nostra.

---

*Wordsworth, *The world is too much with us*, 1807.[244]

Il morbo di Parkinson è una malattia del mondo civilizzato, una pandemia crescente. Nel XIX secolo era una rarità e nel 2040 ci saranno 17 milioni i malati.

È il risul-tato dei *progressi* della civilizzazione: pesticidi, prodotti industriali, cibi processati, schermi ovunque e uno stile di vita sedentario.

Le tecnologie digitali hanno cambiato il nostro modo di vivere e comunicare, e questo sta cambiando il nostro cervello.[213]

I costi psicologici e sociali sono evidenti nei giovani e, in mode crescente, negli adulti: deficit di attenzione, deficit cognitivi (nebbia digitale, esaurimento nervoso, sovraccarico (multitasking inefficiente), dipendenze (*succhia-schermo*, disturbo compulsivo *online*). Il *tecno-stress* è molto diffuso.[213]

I SAGGI HANNO UN GIARDINO O UN ORTO

Per millenni, le persone sagge hanno sentito il bisogno di essere in contatto con la natura, per l'energia che essa fornisce loro.

Gli sciamani cercano luoghi remoti, gli yogi vanno nella foresta, i padri cristiani si ritirano nel deserto e gli indiani d'America cercano paesaggi naturali. Tutti loro sentono la natura come un *guaritore* che li rilassa, li allontana dalla banalità e permette loro di riflettere.

Filosofi e scrittori lo hanno dimostrato: *Se hai un giardino accanto alla tua biblioteca, hai tutto** diceva Cice-

---

* *Si hortum in bibliotheca habes, deerit nihil* (Cicerone, 106-43 a.C.).[33]

rone. E Fray Luis de León* si vantava: *"Con la mia mano piantata ho un orto"*.

La natura è un potente trattamento per la malattia di Parkinson: produce benessere e rigenera le funzioni motorie e cognitive, a costo zero e senza effetti collaterali.[12]

LA CURA È CAMBIARE LO STILE DI VITA[236]

Ci ammaliamo per il modo in cui viviamo.

La buona no-tizia è che possiamo anche guarire se cambiamo lo stile di vita: attraverso l'esercizio fisico, l'alimentazione, il divertimento, le relazioni affettive e sociali, il rilassa-mento e la gestione dello stress, le attività religiose, spi-rituali o di servicio sociale.[236]

La vita è fatta di cambiamenti. Cercate esercizi diversi, fate nuove amicizie, scoprite nuovi hobby, percorrere nuove strade, visitate luoghi sconosciuti.

Questa è la neuroplasticità: gli eventi della vita generano nuove connessioni di neuroni nel cervello che migliorano il movimento e la memoria.

Ciò è stato dimostrato nei classici esperimenti londinesi che hanno messo a confronto le neuroimmagini e le capacità mentali dei conducenti di autobus (stesso veicolo, stesso percorso) e dei tassisti (che fanno viaggi molto diversi): questi ultimi, che percorrono migliaia di strade,

---

* Nella sua "Vida retirada", Fray Luis de León scopre il contatto con la natura: ... *dalla collina, dalla mia mano piantato ho un orto, che con la primavera di fiore bello coperto....*

eccellono nei test cognitivi e sviluppano molti più neuroni nell'ippocampo.[91,137]

Il cambiamento dello stile di vita è un trattamento molto efficace per la malattia di Parkinson: Osate cambiare!

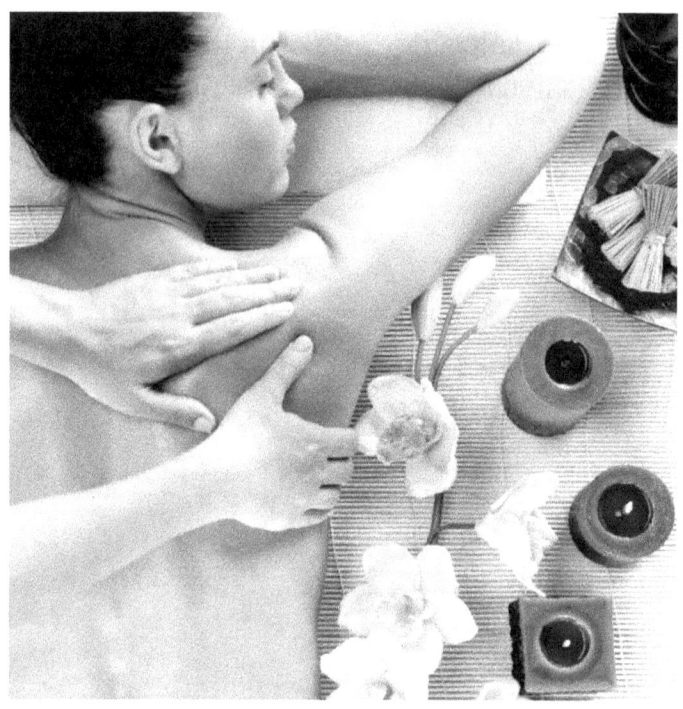

FIGURA 3: La dieta sensoriale nutre il cervello: colori, odori, sapori, carezze, musica. Il massaggio è un lusso sensoriale che migliora i sintomi.

3. Sento, quindi sono*

I nervi sensoriali sono le radici che alimentano il cervello. Basta toccare un malato di Parkinson per alleviare o persino rompere il suo blocco. Il corpo deve essere toccato, accarezzato, massaggiato; un flusso di sensazioni è estremamente prezioso per questi pazienti.[86]

CIBO SENSORIALE

La dieta dei sensi è più importante della dieta.[84] Lo stomaco si nutre di patate o di carne, ma il sistema nervoso si nutre di stimoli sensoriali: il cervello si nutre di colori, odori, sapori, tocchi e suoni. Senza di essi, si atrofizza, si secca e si restringe.

I malati di Parkinson sono raramente accarezzati ed evitano di toccarsi (fisicamente e mentalmente) con gli altri. Sono governati dalla loro mente, controllati e controllanti, governati dalla ragione, ma hanno dimenticato il loro corpo, la consapevolezza di avere carne e ossa, che questi muscoli e arti gli appartengono e che meritano attenzione e cura.

Il corpo esiste, è nostro, e dobbiamo goderne, toccarlo, accarezzarlo. Il tatto contribuisce al *nutrimento censoriale* attraverso massaggi, carezze e sfioramenti. L'ap-

---

* Con il suo famoso *Cogito ergo sum* ("Penso quindi sono"), Cartesio ha elogiato la ragione. "Sento, quindi sono" (*Sentio ergo sum*) evidenzia i benefici del sentimento e dell'emozione... soprattutto per i malati di Parkinson.

porto nervoso si completa quando i massaggi sono accompagnati da musica, aromi, sapori e colori.

Un buon massaggio ripristina la comunicazione con il nostro corpo e i nostri sensi.

IL SENTIRE É LA LINFA VITALE DEL CERVELLO

Prima di fare colazione ho bisogno di sentire il sole sul viso. Il cervello si sviluppa a spese dei sensi. Camminare per le strade tra la gente, le luci e le vetrine fa bene ai malati di Parkinson. Ancor di più se si cammina lungo la riva, con l'odore del mare, con il sole e la brezza sul viso. La dopamina aumenta in spiaggia. Il mare è una festa per i sensi.

Il lobo occipitale (sede della visione) si atrofizza se non viene raggiunto dalla luce. Se si lascia un topo appena nato al buio, quella parte del suo cervello degenera, si restringe. Potete dargli tutte le vitamine, i nutrienti o qualunque altra cosa, ma i suoi neuroni si indeboliscono e muoiono.

La luce e i colori nutrono il lobo occipitale, gli odori e i sapori fanno crescere il rinencefalo, le carezze favorriscono la corteccia parietale e la musica e la poesia sviluppano la regione temporale.

Tutte queste sensazioni e percezioni lasciano il segno anche nel sistema limbico (emotivo) e nei gangli della base (i centri motori). I sentimenti sono la linfa vitale del cervello.

LA SEDIA "TREMOLANTE" DI CHARCOT

Charcot era un neurologo francese molto attento. Notò che i suoi pazienti miglioravano dopo un lungo viaggio in treno, in quelle carrozze scricchiolanti e poco ammortizzate del XIX secolo. Lo attribuì allo sferragliamento: le vibrazioni risalivano il midollo spinale dei passeggeri per raggiungere e nutrire i nuclei cerebrali danneggiati dalla malattia.

Inventò quindi la sua famosa *sedia tremolante*: una sedia che vibrava grazie agli ingranaggi e alle leve che vi aveva collegato. Il paziente si sedeva e quando un assistente girava la manovella, il meccanismo faceva muovere la sedia con una particolare oscillazione che imitava i vecchi treni.

UN GIRO IN TRATTORE PRIMA DEL SINEMET

Questa storia mi è stata raccontata da Vicente, un collega e buon amico. Si occupava di un agricoltore con il morbo di Parkinson che diceva di sentirsi molto meglio al mattino perché prima di prendere il Sinemet andava a fare un giro sul suo trattore.

Ci è sembrata una sciocchezza, finché non l'abbiamo mesa in relazione con i vecchi treni e la sedia di Charcot. Lo sferragliamento del trattore mobilizza le articolazioni, rilassa i muscoli, li rende più flessibili e stimola la sensibilità vibratoria (propriocettiva), che arriva al cervello attraverso i fascicoli posteriori del midollo spinale.

Questi stimoli vibratori forniscono *nutrimento sensoriale* ai neuroni e ai *nuclei* motori.

VIBRAZIONI CHE MIGLIORANO LA STABILITÀ

I benefici dell'effetto vibrante della sedia di Charcot e del trattore sono ben fondati: oggi i riabilitatori trasmettono vibrazioni alla pelle per restituire la stabilità ai pazienti affetti dal morbo di Parkinson.[54]

Il termine *"vibrazioni integrali"* si riferisce alle oscillazioni meccaniche applicate al corpo umano. Si osservano nella vita quotidiana (sedersi su un treno o su un trattore) e in alcuni lavori (martelli pneumatici). Sotto la supervisione di un esperto, le vibrazioni trasmesse al corpo intero, associate all'esercizio fisico, sono benefiche, aumentano la densità ossea e migliorano la stabilità posturale.[54,117,200]

In altre varianti, vengono addestrati su piattaforme vibranti o vengono applicate vibrazioni e pressioni alle piante dei piedi; questo feedback sensoriale migliora l'andatura e riduce i blocchi del 60%.[177]

LE SCARICHE SENSORIALI MIGLIORANO IL CONTROLLO MOTORIO

Il movimento volontario richiede la coordinazione con il sistema sensoriale. Le scariche sensoriali provenienti dalla pelle, dai muscoli e dalle articolazioni raggiungono il cervello e attivano i neuroni e i centri motori; questo è il modo in cui vengono trattate le discinesie causate da alcuni ictus[32] e si applica anche ai pazienti con malattia di Parkinson.[224]

L'elettroagopuntura, che aggiunge scosse elettriche agli aghi tradizionali, è un'altra modalità di stimolazione sensoriale che apporta loro benefici.[247]

TENERE I PIEDI PER TERRA: "EARTHING"

L'uomo primitivo camminava a piedi nudi, i loro piedi sentivano l'erba dei campo o la sabbia della spiaggia. Poi hanno costruito sandali e scarpe e hanno perso il contatto con la Madre Terra, la dea Gea. Gli inglesi chiamano questa tendenza a camminare a piedi nudi *Earthing*, un ritorno allo stato originario dell'uomo; e sostengono di sentirsi rinnovati.

È una sensazione primitiva e terrena che il cervello apprezzerà di certo. Provate a camminare a piedi nudi sull'erba o sulla riva.

SUCCHIARE IL POLLICE E BACIARSI CON LA LINGUA

Le sensazioni che raggiungono la corteccia cerebrale occupano aree più o meno ampie a seconda della loro provenienza.

La bocca e la mano hanno molti più neuroni nel lobo parietale poiché sono più sensibili. Ecco perché un taglio sulle labbra o sul pollice fa più male di un taglio sul dorso o sull'alluce. Per lo stesso motivo, le carezze sulla bocca e sulle mani sono particolarmente piacevoli e gratificanti.

Il cervello di un bambino si eccita succhiando il pollice, e i neuroni delle persone innamorate si eccitano baciando, e ancor più se il bacio è con la lingua.

Baciate molto, é una dieta sensoriale e un alimento per il cervello.

MASSAGGIO PER I PAZIENTI AFFETTI DA PARKINSON

Concedetevi un massaggio, almeno una volta alla settimana, e vedrete come vi sentirete meglio. Il massaggio
è una dieta sensoriale, altamente raccomandata per la
malattia di Parkinson,[140] meglio se accompagnata da oli
essenziali e musica.

Impasta i muscoli, riduce le contratture e la bradicinesia,
allevia l'affaticamento che segue i tremori,[21] riduce lo
stress, facilita il sonno e procura un senso di benessere
generale.[49,223] Convincete il vostro partner per massag-
giarvi, aggiungendo i suoi carezze originali.

AROMATERAPIA NELLA MALATTIA DI PARKINSON

Gli aromi fanno parte della *dieta sensoriale*. I neonati
riconoscono le loro madri dall'odore, alcune fragrance
scatenano vecchi ricordi, ci sono profumi che fanno in-
namorare e chi soffre di emicrania evita gli odori forti.

L'olfatto è la via più breve e veloce per arrivare al cervello.[55,98,191] Il nervo olfattivo non è un nervo, ma un'esten-
sione del cervello che comunica il naso direttamente con
il rinencefalo e il sistema limbico (dove risiedono le e-
mozioni e la memoria). *

L'aromaterapia è un trattamento basato su aromi e fra-
granze, che vengono utilizzati da soli o applicati durante
un massaggio. Le persone affette dalla malattia di Par-

---

* Proust (*Alla ricerca del tempo perduto*) racconta che da adulto, quando
sente l'odore e il sapore della sua famosa madeleine, rievoca intensamen-
te scene della sua infanzia che pensava di aver dimenticato: un certo aro-
ma fa riaffiorare ricordi che immagazziniamo in sua presenza.[183]

kinson sperimentano un benessere emotivo, il ripristino dell'equilibrio fisico e si alleviano di altri sintomi.[64]

I CIOCCOLATINI SONO UN LUSSO SENSUALE

Per il loro gusto e la loro consistenza, i cioccolatini trasmettono una sensazione di lusso e di piacere che ci travolge emotivamente: sono una festa per i sensi, qualcosa di edonico, che ci dà piacere e rilascia endorfine (le nostre morfine interne).

Un vino delizioso, gustato in buona compagnia, è un'altra esperienza sensuale apprezzata dai buongustai. Nei negozi *gourmet* o nelle *gastronomie* si possono trovare lussi gustativi che aumentano la dopamina e prevengono l'anedonia (la scarsa capacità di godere), anche se poi bisogna si devono recuperare le calorie facendo esercizio fisico. Non eccedete.

MOZART RIDUCE IL CORTISOLO E LO STRESS

"Il mondo senza musica sarebbe un errore" (Nietzsche) e nella Bibbia la musica figura come terapia: Davide suona l'arpa per guarire Saul (*Samuele 1, 16:23*).

La musica cambia l'umore, controlla il comportamento, migliora la mobilità e ci fa sentire bene. Può rilassarci o renderci più vigili; possiamo capire la differenza misurando il polso e la respirazione.

L'ascolto di musica* abbassa i livelli di cortisolo nel sangue e riduce la pressione sanguigna e la frequenza car-

---

* Mozart (Sinfonia 40) è più rilassante di Strauss (*Wiener Blut*: Sangue Viennese) e molto più del *pop degli* Abba (*Thank you for the Music*).

diaca. I ritmi veloci catturano la nostra attenzione, mentre i *tempi* lenti o le pause ci rilassano.[14]

Nella malattia di Parkinson, la musica ripristina le funzioni cerebrali danneggiate e stimola le risposte emotive e motorie perché combina ritmi, movimenti e circuiti sensoriali. Il ritmo della musica sincronizza i movimenti muscolari, riduce l'ipocinesia e la brachocinesia, migliora le abilità motorie e contribuisce alla qualità della vita[163,164]

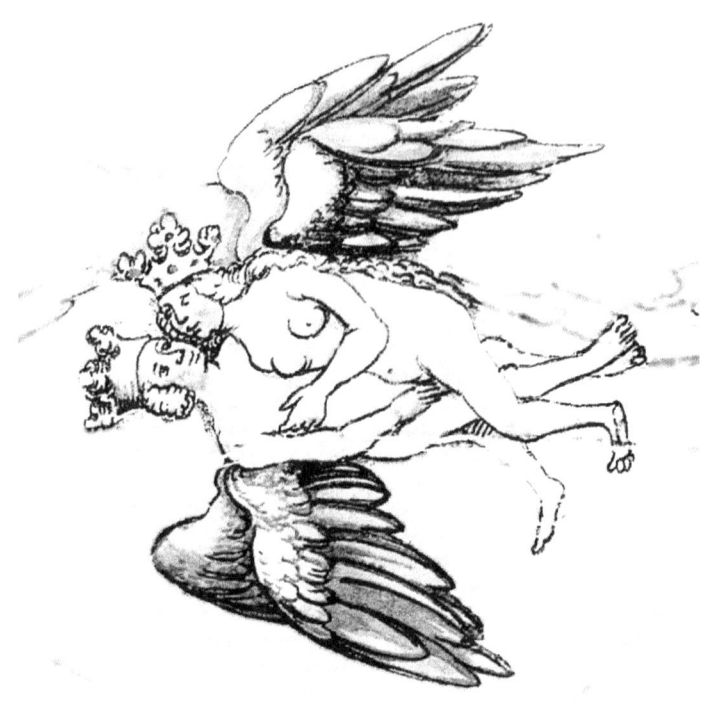

FIGURA 4: La ricerca del piacere genera una dopamina naturale nel cervello che il paziente dovrebbe sfruttare prima di aumentare la dose di Sinemet.

4. Il piacere aumenta la dopamina

I parkinsoniani hanno una carenza di dopamina. Questo neurotrasmettitore è legato al piacere e, più specificamente, rappresenta il desiderio o la ricerca del piacere, la motivazione a ottenere ricompense come il sesso o il cibo.

Quando si guadagna alla lotteria o se la propria squadra di calcio vince, quando ci si innamora o si riceve una medaglia, la dopamina si attiva nel cervello e i sintomi migliorano.

IL PIACERE (EROS) È UNA DIVINITÀ PRIMORDIALE

Tutte le nostre azioni sono finalizzate ad aumentare il piacere", diceva Epicuro, e Freud era d'accordo (ovviamente). Nella mitologia greca, il piacere è rappresentato da Eros,* come fonte primaria di vita.

La ricerca del piacere genera una dopamina naturale nel cervello, che il parkinsoniano deve sfruttare prima di aumentare il Sinemet.

Il desiderio, tutte le forme di appetito (a tavola o a letto), la motivazione a viaggiare, il gusto per le novità o le avventure, sono fonti di dopamina.

---

* Eros è una divinità primordiale, l'origine della vita (*Teogonia* di Esiodo):[104] *Prima c'era il Caos, poi la Terra e il Tartaro, ed Eros.....* Va distinto dal suo omologo romano Cupido, immagine sciropposa e infantile dell'amore.

Questa sete di piacere caratterizza la personalità edonica (*hedon* = *piacere*), che trabocca di dopamina, in contrasto con l'atteggiamento del malato di Parkinson, abitualmente anedonico e poco propenso al godimento.

L'EDONISMO COMPORTA IL DIVERTIMENTO

L'edonismo (la capacità di godere e l'inclinazione al piacere) dipende dai circuiti neurali della dopamina che sono alla base dei meccanismi psicologici di ricompensa. Sono proprio queste aree che degenerano nei pazienti con Parkinson, riducendo il suo tono edonico.[147,179]

Il piacere e la ricerca del piacere alimentano il cervello. Basta godersi un videogioco perché lo striato rilasci più dopamina.[122] Esistono molti tipi di piacere: intellettuale (scacchi, cruciverba), artistico (dipingere, scrivere versi), sociale o professionale (il riconoscimento da parte degli altri, medaglie), ma quelli che aumentano maggiormente la dopamina sono i principali: cibo e sesso.

GODERE POCO E CONTROLLARE MOLTO

Esiste una personalità tipica già prima della diagnosi. In generale, questo paziente è ordinato, moralmente severo, serio, poco impulsivo, frugale, tranquillo, introverso, represso, cauto, convenzionale, teso e perfezionista.

Sebbene timido, si integra bene nella comunità, troppo bene, è una persona socialmente iperadattata: accetta facilmente le norme etiche o di gruppo, le difende ed è inflessibile nel reclamare la loro osservanza.[80]

Si presume che questa personalità sia una conseguenza della malattia, ma alcuni (me compreso) sono convinti che influenzi anche lo sviluppo, che questo stile di vita atrofizzi i circuiti dopaminergici di motivazione-piacere-ricompensa e che il mantenimento di un atteggiamento psicorigido e anedonico aggravi i sintomi e la malattia stessa.

I pazienti tristi e pessimiste vanno peggio di quelli ottimiste, spensierate e felici.

DR. FAUST ABBANDONA I SUOI STUDI

Il dottor Faust (di Goethe) è stufo dei libri, ha perso troppo tempo a studiare e vuole tornare a godersi la vita:

Tutta la teoria è grigia, amico mio. E l'albero della vita è verde e dorato. *

Immerso in cosi tanti libri, ha dimenticato di vivere, e ora se ne pente. Ecco una ricetta per i pazienti, per sostituire la conoscenza per la vita: fare meno *curriculum* e più biografie, *osate vivere!*†

È difficile cambiare la personalità in una certa fase della vita, ma la psicoterapia incoraggerà un atteggiamento più positivo, tollerante ed edonico, stimolandola a esplorare i piaceri e le soddisfazioni che gli sono stati negati, le fonti naturali di dopamina.

La speranza e il desiderio potenziano la *sustantia nigra*. [80,85] In assenza di prove scientifiche, mi appello al vitalista

---

* *Grau, teurer Freund, ist alle Theorie. Und grün des Lebens goldner Baum* ("Faust", Goethe).

† Faustus osa vivere (*Vivere aude*) in contrasto con Orazio (*Sapere aude*). È il dilemma della Genesi: l'albero della Vita si contrappone all'albero proibito della Conoscenza. Adamo ed Eva scelsero l'opposto di Faustus.

Stevenson,[218] che raccomanda l'amore tardivo per combattere l'*azione pietrificante degli anni.*

LE PASSIONI DELLA FINE DELLA VITA

Gli amori tardivi sono i più appassionati. Nel corso degli anni, ci induriamo, ci pietrifichiamo. Stevenson ha scoperto che l'innamoramento evita la tendenza a diventare fossili.

> *Questo semplice incidente di innamoramento è tanto comodo quanto sorprendente. Arresta l'azione pietrificante degli anni, confuta le conclusioni fredde e ciniche e risveglia le sensibilità dormienti.* *

L'innamoramento ripristina le sensibilità abbandonate. L'*amore muove il sole e i pianeti*, secondo Dante. Freud ha spiegato che l'amore (il sesso, il piacere) è la base della motivazione, la grande fonte di dopamina. Il sesso (e ancor di più se l'amore lo accompagna) è il miglior agonista della dopamina, senza le controindicazioni del ropinirolo o del pramipexolo.

I VECCHI SPORCACCIONI NON HANNO IL PARKINSON

Freud ha scioccato la società pubblicando che i bambini pensano al sesso, ma risulta che anche gli anziani lo fanno, e molto più di quanto sospettiamo o ammettiamo. A che età si spengono le passioni? Quando gli occhi si annoiano di contemplare le cosce degli adolescenti? Prima

---

* *This simple accident of falling in love is as beneficial as it is astoni-shing. It arrests the petrifying influence of years, disproves cold-blooded and cynical conclusions, and awakens dormant sensibilities.*[218]

del suo cinquantesimo anno, Orazio aveva già rinunciato a tali amori: "*Abbandona questa passione per l'uva immatura* ("Tolle cupidinem inmitis uvae"). 107

La brama per l'*uva così precoce* stimola la dopamina. Non lo difendo né lo censuro. Scrivo solo quello che ho visto: pochi malati di Parkinson erano vecchi sporcaccioni... prima della droga.[79]

Ma accade il contrario quando si assumono agonisti dopaminergici: il paziente ha un eccesso di libido, è ipersessuale, ma ha difficoltà a completare l'azione (si sente *più caldo in soffitta che in cantina*). La dopaminina stimola l'appetito e il suo eccesso porta ad una dipendenza: gioco d'azzardo compulsivo, disturbi del controllo degli impulsi.

LA MACCHINA DEL PIACERE DELLO PSICHIATRA PAZZO

Wilhem Reich scrisse un libro (*La funzione dell'orgasmo* [194]) e inventò l'accumulatore *di orgoni*, una macchina che sblocca l'energia sessuale repressa e quindi cura i nevrotici.

Il manicomio era il suo destino, ma è finito in prigione, entrambi luoghi dove vengono mandati molti geni. Pazzi e geni hanno in comune la creatività, quell'esplosione di dopamina, che a volte è eccessiva o non compresa.

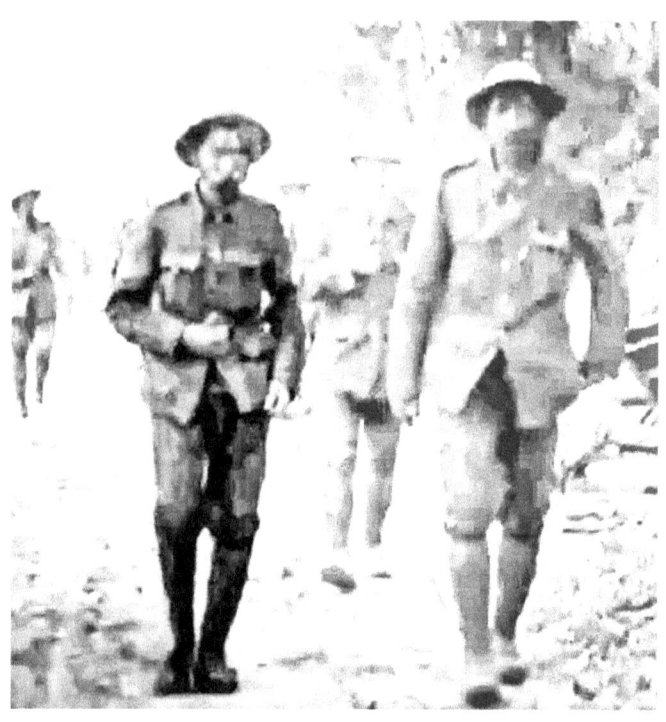

FIGURA 5. Lo stress causa il morbo di Parkinson. Sarai convinto osservando come i prigionieri di guerra camminano e tremano nei filmati forniti dal famoso neurologo Dr. AJ Lees.

5. Lo stress uccide i neuroni

Il piacere aumenta la dopamina, ma lo stress la fa diminuire perché uccide i neuroni che la producono.

Lo stress cronico causa la degenerazione dei circuiti dopaminergici nel tronco encefalico.* [56,214,215] Nei soggetti suscettibili, provoca ansia e paura, che precedono i sintomi motori. [45,46,188]

Lo stress influenza l'insorgenza e lo sviluppo della malattia di Parkinson. Lo stress familiare e sociale debe essere evitato per migliorare i sintomi e rallentare la progressione della malattia.

PARKINSONISMO PSICOGENO O PER STRESS

Guardi i video del Dr. Lees con i prigionieri di guerra,[46,72] osservi come questi sfortunati tremano e camminano, e si convincerà che lo stress causa il parkinsonismo. Non capisco i neurologi che ancora non lo ammettono.

Il genoma dei parkinsoniani li predispone alla malattia, ma questo viene modificato dall'ambioma (i fattori ambientali della loro biografia), come spiegato dall'epigenetica.

Nelle persone con geni predisposti, la malattia viene scatenata e si sviluppa con lo stress e l'ansia (oltre che di tossine e altri fattori a noi sconosciuti).

---

* Con lo stress, le reti neurali del segmento iniziale della *substantia nigra*, che regolano le emozioni e la risposta allo stress, degenerano.[188]

Gli scienziati confermano che lo stress uccide i neuroni dopaminergici,[46,104,188,215] e tutti concordano sul fatto che peggiora i sintomi: i tremori e i blocchi (*congelamento*) aumentano quando si discute con il coniuge o si ricevono cattive notizie. Questo è ben noto ai pazienti e ai loro familiari. Chiedete loro.

AFFRONTARE MALE I PROBLEMI

Più importante di ciò che ci accade è il modo in cui lo affrontiamo e lo *digeriamo*. I malati di Parkinson reagiscono male alle avversità e ai problemi quotidiani, sono più stressati e interiorizzano i sentimenti negativi.

La risposta allo stress* dipende in larga misura dalle prime fasi della vita.

Le esperienze precoci (le attenzione materne sono fondamentali) portano a un rimodellamento ormonale e cellulare definitivo nell'ippocampo, nell'amigdala e in altre aree limbiche, riconfigurando i circuiti colinergici, dopaminergici e serotoninergici.

Questa prima *forgiatura* dei neurotrasmettitori e delle reti neurali determinerà la reazione allo stress in età adulta, la loro propensione alla dipendenza, nonché la l'intelligenza emotiva e le capacità cognitive.

---

* La risposta allo stress dipende dall'asse ipotalamo-ipofisi-surrene. L'eccesso di corticosteroidi, dovuti allo stress, distrugge le terminazioni nervose nello striato e nei circuiti nigrostriatali.[214,215]

BAMBINO PUNITO, CAPO ESIGENTE, CONIUGE CHE RIPRENDE

Le punizioni nell'infanzia,[37] le esigenze sul lavoro o i rimproveri a casa sono forme di stress che uccidono i neuroni della *substantia nigra*.

L'ansia è una risposta sproporzionata allo stress. Un paziente su tre è depresso, e sono quelli che prima si deterioreranno a livello motorio e cognitivo. Per risolvere l'ansia e la depressione può essere necessario l'intervento di uno psichiatra.

Lo psicoterapeuta ha molto lavoro da fare: devi dimenticare i traumi infantili, evitare i lavori estenuanti e non permettere a nessuno di incolparvi; il rimprovero avvelena qualsiasi relazione.

ANSIA ANTICIPATORIA

Una versione dello stress episodico è il comportamento anticipatorio, così comune nella malattia: i pazienti diventano nervosi e ansiosi per ciò che sta per accadere o semplicemente se devono aspettare qualche minuto in più del previsto.

Quando i pazienti dicono al neurologo che le loro condizioni sono peggiorate, è un errore aumentare i farmaci antiparkinsoniani. Un leggero ansiolitico o, preferíbilmente, la psicoterapia e i sedativi naturali (valeriana, passiflora) saranno più efficaci.

SCRIVO QUELLO CHE HO VISTO*

Mi sono convinto che lo stress favorisce il morbo di Parkinson per quello che ho visto in 30 anni di lavoro come neurologo, e per quello che i miei pazienti dicevano dopo la terza delle domande di Ippocrate† : a cosa attribuisce i suoi sintomi?

Un uomo d'affari ha risposto che era la rovina della sua azienda, mentre una donna ha dato la colpa al tradimento del marito. Altri lo associano alla morte di una madre o di un figlio, a dispute sull'eredità, a un capo esigente che li perseguita o a un coniuge che è una "macchina assillante". Hanno inoltre dato la colpa a cause giudiziarie irrisolte, a un coniuge violento, a peccati repressi o alla paura dell'inferno.

NEUROLOGI E GIUDICI INCOLPANO LO STRESS

Anche i neurologi del XIX secolo avevano intuito che lo stress provoca malattie. Tra i sei casi di James Parkinson,[168] un marinaio inglese incarcerato dagli spagnoli imputava le sue sofferenze alla prigione.

Charcot attribuì i tremori del suo paziente alla paura che provava quando stava per naufragare.[29]

Un altro neurologo francese, Denombré,[43] descrive la morte di un figlio o di un marito, o un rapimento, o un bombardamento, come esempi in cui lo stress è la causa, e lascia questa bella descrizione:

---

* La frase è di Quevedo: *Scrivo ciò che ho visto, do* i miei *occhi per* leggere.[184]

† Ippocrate poneva ai suoi pazienti le famose tre questioni dell'anamnesi: *che cosa non va in te, da quando e a cosa lo attribuisci?*

Le forti emozioni, i violenti scossoni dell'umore, i dispiaceri inascoltati, la grande e improvvisa paura, hanno un'innegabile influenza sullo sviluppo della "paraliys agitans", e le osservazioni che lo dimostrano non sono rare.

Recentemente, persino i tribunali hanno riconosciuto il Parkinson da stress nelle loro sentenze: al figlio di un uomo ucciso dai terrorista dell'ETA (Audiencia Nacional) e a un poliziotto (Tribunal Superior de Justicia de Valencia).*

È PERICOLOSO REPRIMERE LE EMOZIONI

Mark è un dottore in psicologia e uno dei pazienti da cui ho imparato di più. Nel suo libro *Alla ricerca della mia rabbia perduta*[109] racconta che la sua malattia è iniziata nell'infanzia, quando un'educazione rigida ha represso le sue emozioni, ed è proseguita da adulto, a causa di un lavoro molto impegnativo.

Questa ipotesi di repressione emotiva e di potatura degli istinti all'origine della malattia di Parkinson è descritta anche da un paziente del dottor Denombré: . †

Il mio unico difetto è che non mi è facile arrabbiarmi.

Quindi, se reprimere la rabbia contribuisce alla malattia, la cura sarà di ribaltare la situazione: non tacere, non nascondere l'ingiustizia subita, ma esternarla, gridarla

---

* Audiencia Nacional (Sala de lo Penal, Sentenza 29/07, Madrid 2007, 14 maggio) e Tribunal Superior Justicia Valencia (Sala Contencioso-Administrativo 2, Sentenza 356/2020, 25 maggio).

† Si tratta di un interessante libretto, *De la maladie de Parkinson*, Dr. Denombré (1890), che ho tradotto dal francese.[43]

se necessario: lasciare che gli istinti si esprimano stessi con forza.

IL PARKINSON COME MALATTIA CULTURALE

Né gli animali né i selvaggi soffrono del morbo di Parkinson. Si manifesta solo nelle persone civilizzate, e ancor più in quelle molto convenzionali, che sono troppo ben adattate alle norme sociali.

Alcuni considerano che il Parkinson sia una malattia culturale,[83] il prodotto dell'*innesto* che la civiltà ha fatto sull'animale che eravamo: L'*animale culturale*[167] è un concetto del filosofo Carlos Paris, che ho avuto la fortuna di ascoltare dal vivo.

Gracián elogia la società civile: L'*uomo nasce barbaro, si riscatta dalla bestia coltivando se stesso.*[89]

La cultura ha evidenti vantaggi, ma richiede la represione di istinti ed emozioni, la comparsa di sentimenti di colpa e di stress che aggravano i sintomi e lo sviluppo della malattia di Parkinson.

Questo non succede negli animali o nelle popolazioni selvagge che lasciano fluire i loro istinti. Nella giungla non esiste il senso di colpa.

La colpevolezza è un'invenzione della società, una conseguenza della trasgressione di un principio culturale dominante, come spiega lo psichiatra spagnolo Carlos Castilla del Pino.[25]

LA SOCIETÀ COME NEVROSI COLLETTIVA

"Il disagio nella civiltà" (*Unbehagen in der Kultur 1930*)" riflette la visione pessimistica[69] di Freud sulla tendenza culturale a dominare gli istinti e a sopprimere il piacere.*

Egli compara l'evoluzione psichica dell'individuo con quella della società e della cultura.† In entrambi i casi, esistono paralleli tra la repressione degli istinti e la nevrosi, sia nell'individuo che in molte società *nevrotizzate* sotto pressione culturale.

L'igiene emotiva del parkinsoniano potrebbe essere migliorata *spogliandosi di un po' di cultura*, se evadesse dalla rete sociale e liberasse parte del suo istinto represso. Intuisco (anche se non ho prove scientifiche) che questo potrebbe giovare a questi pazienti socialmente iperadattati.

USCIRE DAL GREGGE, SFUGGIRE DALLA RETE SOCIALE

Vediamo alcuni esempi di stress socio-familiare che dovrebbe evitare:

I membri della famiglia si riuniscono per la cena di Natale e si sentono peggio in quella compagnia che se fosse in solitudine. Perché partecipa a un incontro con i vicini, i parenti o i colleghi di lavoro se non ti piace? Come puó

---

* Il controllo degli istinti riduce la sofferenza, ma anche il piacere, poiché la soddisfazione di un istinto domato produce un piacere minore rispetto a quello di una pulsione sfrenata.

† *La cultura è l'*insieme delle produzioni e delle istituzioni che distanziano la nostra vita da quella dei nostri antenati animali, al fine di proteggere gli esseri umani dalla natura e di regolare le relazioni tra [loro69].

pranzare con quella copia di sposi, se sono invidiosi di lei e non si sopportano?

Queste situazioni aggraveranno i suoi sintomi e, a lungo termine, la malattia.

Preoccupati di ciò che pensano gli altri e sarai sempre loro prigioniero (Lao Tse). Impara a ridefinire i legami con il tuo intorno, a fuggire dalla rete sociale.

Il trucco migliore è sapere quali carte buttare fuori (Gracián dixit).[89] Sbarazzati delle carte cattive... e delle persone negative o sfortunate. Riunitevi con i vostri buoni amici, con ciò che vi piace e che vi porta cose.

Unisciti ai felici e fuggi dai miserabili:

> *Et colle felices, miseros fuge* (consiglia Lucano[136]).

DISPREZZO DELLA CORTE E ELOGIO DEL VILLAGGIO [93]

Chi vive in città soffre di più di ansia e problemi mentali rispetto a chi vive in città.

Il tema di Guevara del ritiro dalla vita sociale (la corte) e del ritorno a un ambiente semplice (il villaggio)* continua in Fray Luis de León con la sua *Canzone della vita solitaria*, e anche in Gongora[77] :

> *Trattino altri del governo, del mondo e di monarchie.*

---

* *Il villaggio è il luogo ideale per lo svago e offre tempo sufficiente per godere di attività piacevoli senza preoccuparsi delle apparenze; il cibo è fresco e non c'è bisogno di medici perché nessuno si ammala* (Guevara: Menosprecio de corte y alabanza de aldea, 1539).[93]

Il rumore acustico, ma anche quello sociale, inquina le nostre città. *Che vita riposata quella di colui che fugge dai rumore mondano!* (Fra Luis de León).[67]

In questi tempi rumorosi, il silenzio è un privilegio. Stare in silenzio per qualche minuto abbassa la pressione sanguigna, la frequenza cardiaca e respiratoria e riduce i livelli di cortisolo (ormone dello stress).[14,172,230]

Il silenzio rigenera i neuroni dell'ippocampo e di altre aree cerebrali rilevanti per la memoria, le emozioni e il movimiento: tutti vantaggi per i pazienti.

I CIMARRONI HANNO ROTTO LE CATENE

L'istinto è la linfa vitale del cervello, il suo miglior nutrimento. Il mondo civilizzato doma la *bestia dormiente* che vive dentro ognuno di noi.

La cultura tenta di controllare i nostri impulsi naturali e, a costo di spegnere gli istinti, indebolisce troppo l'animale che eravamo per tramutarlo in un fragile cittadino.

I cimarroni (shiavi fuggiti) sono coloro che hanno spezzato le loro catene, siano essi uomini, animali o piante.* Ho visto il suo opposto in molti pazienti timorosi e addomesticati, casalinghi e troppo acculturati.

Sono cittadini obbedienti e altamente addestrati, che hanno interiorizzato le regole e i controlli: il maschio (o la femmina) addomesticato. Provi, di tanto in tanto, a

---

* Esistono tre tipi di cimarroni: 1) Schiavo fuggito in montagna. 2) Animale domestico che scappa in campagna e diventa selvaggio. 3) Variazione selvatica di una pianta precedentemente coltivata.

ribellarsi, a fare il furfante e a essere un po' selvaggio: è una botta di dopamina.

LA FORZA DELL'ISTINTO

Ripeto: l'istinto* è la linfa vitale del cervello. Diamo troppa importanza alla lettura o alla risoluzione di cruciverba per migliorare la nostra memoria.

Ma *i libri sono sarcofagi se non vengono applicati alla vita* (Nietzsche).

La forza del cervello risiede negli istinti. Per sviluppare le funzioni cognitive *superiori*, la corteccia cerebrale ha bisogno dell'energia delle esperienze e degli impulsi del cervello inferiore, rettiliano. Questo è in linea con molte delle teorie di Freud.† L'*Es* ('Id') sa più dell'*Io* ('Ego').[216]

L'attuale neuropsicoanalisi postula che la nostra identità soggettiva, il nostro *Sé nucleare,* dipende da antichi processi neuropsichici sottocorticali che esprimono esperienze emotivamente intense ma non coscienti[216] e si scaricano come azioni istintive, verso l'esterno o verso l'interno, nei circuiti corticolimbici della linea media che si attivano nel sonno REM.[1,216]

---

* L'istinto (da *instinctus:* impulso, motivazione) è un complesso di reazioni esterne, ereditate con finalità geneticamente inconsce, che esprime fattori biologici innati.

† Freud usava il termine *Trieb,* erroneamente tradotto come *istinto* (biologico e innato) e che significa in realtà una *pulsione*, meta-istintiva, modificata dall'esperienza psichica e specifica dell'uomo.

PSICOTERAPIA PER LA GESTIONE DELLO STRESS

È essenziale ridurre lo stress, attraverso la psicoterapia, i sedativi naturali o anche gli ansiolitici: questo sarà più efficace dell'aumento di Sinemet o degli agonisti.

La psicoterapia è la pietra miliare del trattamento ecologico della malattia di Parkinson. I pazienti imparano a rilasciare le tensioni, a identificare ed eliminare i fattori scatenanti dello stress, a ridurre i sensi di colpa, a sopprimere i pensieri *ruminante* (eccesivo ripensamento dei problemi) e a non ammettere rimproveri da parte di familiari o amici.

Così otterrà una visione più edonistica e positiva, e godrà della vita. Grazie all'igiene emotiva, dimenticherà le idee ostili o gli atteggiamenti inflessibili. L'intolleranza è dannosa mentre il buon umore fa parte del trattamento. La psicoterapia migliora i sintomi e il decorso della malattia e permette di ridurre i farmaci nocivi.

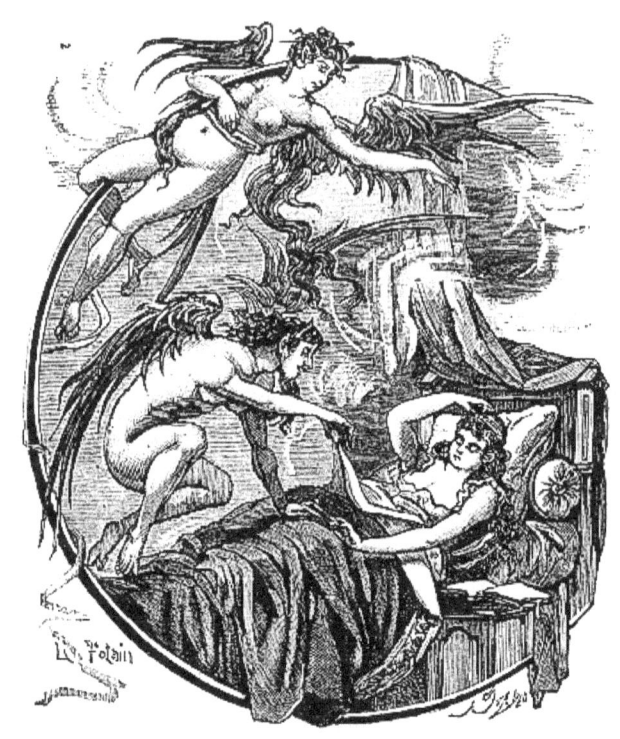

FIGURA 6: I sogni predicono il decorso della malattia di Parkinson. Dormire malamente, avere incubi o gridare sono cattivi presagi, che migliorano con la riduzione dei farmaci.

6. Raccontami i tuoi sogni e ti dirò il tuo futuro.

I sogni delle persone affette da Parkinson profetizzano il futuro... della loro malattia. Il contenuto del sogno rivela come si svilupperanno i sintomi.

Gli incubi, o i sogni con urla o contenuti violenti, sono cattivi presagi. Al contrario, dopo un sonno ristoratore, la mobilità aumenta, l'umore risale, i paziente necessiterà di meno pillole e migliora la prognosi a lungo termine. Non lasciate che i farmaci rovinino i tuoi sogni!

LA VITA È SOGNO *

Il neonato dorme e sogna quasi tutto il tempo. Le sensazioni provenienti dal mondo esterno eccitano il suo cervello, che così cresce, matura e accumula informazioni dall'ambiente naturale e culturale in cui si sviluppa.

Le sensazioni piacevoli lo guidano verso ciò che è bene per lui, mentre il dolore è la sua sentinella, che lo avverte dei pericoli. A poco a poco, il bambino impara che non è solo, che ci sono altri esseri vicini (la famiglia) e lontani (amici e nemici), e che tutti sono governati dal tempo, dallo spazio, dal sole... e dalle regole sociali.

Nei sogni non ci sono limiti di tempo o di spazio. Il nostro vero *Sè* emerge dal sonno, la nostra *identità* è nei sogni. Dormire e sognare nutrono il nostro cervello, svi-

---

* *Tutta la vita è un sogno, ed i sogni sono un sogno*: versi di Calderón de la Barca, "La vida es sueño" (1640).

luppano i neuroni e fanno maturare le capacità cognitive e motorie. Stiamo costruendo noi stessi in base al modo in cui sogniamo.

Il sonno e i sogni sono fonti di salute fisica e mentale, un tesoro da non perdere. Eliminate tutto ciò che ti tiene sveglio o ti fa venire gli incubi. Inizia eliminando i farmaci che rovinano i vostri sogni (con il permesso del tuo medico).

CIÒ CHE SOGNANO PREDICE L'EVOLUZIONE

I modelli di sonno e il contenuto dei sogni predicono il decorso della malattia di Parkinson. Chi sogna animali strani, situazioni aggressive o spaventose, evolve peggio di altri.

I sogni molto vividi, che sembrano reali sono un avvertimento dell'arrivo delle allucinazioni. La persona che urla e picchia nel sonno, come se stesse litigando con il coniuge, perde più neuroni del previsto e compromette le sue funzioni motorie e cognitive.

I sintomi si aggravano in presenza di problemi del sonno, aggravati dai farmaci: insonnia, incubi, disturbi del comportamento nel sonno REM,[144] sonniloquio, sonnambulismo, sonnolenza diurna, attacchi di sonno, narcolessia, cataplessia, paralisi del sonno, allucinazioni ipnagogiche o ipnopompiche...

IPNO È FIGLIO DI NIX E PADRE DI ONIRI

Molte religioni considerano i sogni come messaggeri degli dei. Il sogno è una *religione* della mente,[139] nel senso che *ricollega*, in relazioni complesse, eventi ed emozioni reali e presenti, con vecchi ricordi d'infanzia e archetipi ereditati.

Nei sogni le esperienze emotive vengono *digerite*, trasformate psichicamente, e il principio di piacere e il principio di realtà diventano accoppiati.

Nella mitologia greca, tutto combacia: la Notte (*Nix*) è la madre di *Ipno* (il Sogno) che, in unione con *Pasitea* (le Allucinazioni) ebbe mille figli, gli *Oniri* (i *Sogni*). *

Nella malattia di Parkinson, tutti sono disorganizzati: la notte non porta al sonno e le allucinazioni si mescolano a sogni angoscianti e fantasie indicibili. È necessario recuperare il sonno ristoratore per evitare che la malattia progredisca.

L'ANZIANO SOGNA MENO

Il neonato dorme 18 ore, quasi tutte di *sonno attivo* (un abbozzo di REM), alternate a fase di *sonno passivo* (preludio del NREM).

Nei mesi successivi e sotto l'influenza di stimoli esterni, il ciclo sonno-veglia matura. Questa evoluzione delle fasi del sonno (riflessa nell'EEG) va di pari passo con la mielinizzazione e lo sviluppo cerebrale,[156] che continua nell'infanzia e nell'adolescenza fino al *ritmo circadiano* dell'adulto.

---

* I principale *Oniro* sono tre: *Morfeo* ci fa sognare forme umane, *Fobetore* ("Phobos" è la paura) induce incubi con animali, e *Fantaso* rappresenta luoghi (rocce, piante, acqua) in cui possiamo essere disorientati.

Con l'età, la percentuale di sonno REM (la fase principale del sogno) diminuisce.[41,92,156] I sogni degli anziani sani sono meno vividi e meno dettagliati; ci sono meno incubi e più temi dell'infanzia e della giovinezza.[92] Anche i malati di Parkinson e i dementi sognano meno e ricordano meno.[92,239,253] È conveniente sognare e ricordare ciò che si è sognato.

INCUBI PRIMA DEL PARKINSON

Non tutti coloro che fanno sogni cattivi o sgradevoli soffrono della malattia. Ma gli incubi frequenti (più di uno a settimana) quadruplicano il rischio nei cinque anni successivi.[158] Al momento della diagnosi, un paziente su quattro riferisce di aver fatto sogni disturbanti o angoscianti.[124,158,159,166,181,211]

SOGNI 'FURIOSI', VIVIDI O DI ANIMALI

Se il sognatore (così tranquillo durante il giorno) è aggressivo nel sogno, o se i protagonisti sono animali strani, il deterioramento motorio e cognitivo sarà più rapido.[18,19,61,232] I sogni *furiosi* e violenti* anticipano i disturbi comportamentali nel sonno REM.[20,61,159,166]

I sogni molto vividi sono premonitori di future allucinazioni, che confermeranno il peggioramento del deterioramento cognitivo.[202] Una situazione come questa è un'emergenza che richiede un trattamento immediato, e alcuni raccomandano di iniziare rapidamente la terapia

---

* Questa *furia* o rabbia è attribuita al *demone della dopamina*, a causa di una deregolazione di questo neurotrasmettitore (sindrome di Lees).

antipsicotica.[73] Prima di tutto, i farmaci che aggravano i sogni (agonisti e antide-pressivi) devono essere ritirati.

IL SONNO CURA IL CERVELLO

Gli antichi greci sapevano che i sogni erano curativi. Nei templi di Asclepio (dio della medicina), Morfeo veniva invocato con bagni, incenso, musica e canti per indurre il sonno.

Il sonno nutre il cervello. Una persona che ha dormito troppo poco o che ha incubi, il giorno dopo non riesce a concentrarsi, ha poca memoria ed è goffa nei movimenti. Al contrario, un buon sonno permette al corpo e alla mente di funzionare meglio.

Questo *beneficio del sonno* è fondamentale nella malattia di Parkinson: se si è dormito abbastanza e bene, ci si sveglia con la mente lucida, si trema meno, si cammina meglio e si ha bisogno di meno pillole.[204]

IL CERVELLO CHE DORME MALE, DEGENERA

Il sonno è vita, ma l'insonnia, gli incubi e i disturbi del sonno REM uccidono i neuroni.

Se il cervello non dorme bene, degenera rapidamente. Al contrario, le malattie neurodegenerative come il Parkinson e l'Alzheimer causano disturbi del sonno fin dall'-inizio.[208]

Il buon sonno e i sogni sono la chiave per un trattamento ecologico del morbo di Parkinson. La soluzione è semplice: eliminare i farmaci che lo impediscono.

CHE LE PILLOLE NON RUBINO I TOUI SOGNI

La memoria, le emozioni e le pulsioni inconsce vengono riorganizzate durante il sonno REM.* Molti farmaci, soprattutto gli agonisti, sopprimono o interrompono la fase REM;[176] ciò compromette le attività del giorno successivo, danneggia la memoria e altera la psiche.

Nella malattia di Parkinson, il sonno, già scarso† in quantità e qualità, peggiora nei pazienti trattati con pramipexolo o ropirinolo,[40,256] in modo que sognino per meno tempo e con meno dettagli. Non si lasci rubare i sogni.

I farmaci anticolinesterasici (rivastigmina, donepezil) sono talvolta prescritti ai pazienti con Parkinson, ma possono aumentare gli incubi,[39,92,121] il che è più dannoso che benefico. Le benzodiazepine alleviano l'ansia o la sindrome delle gambe senza riposo (clonazepam), ma accorciano il sonno REM e causano sonnolenza diurna.

Gli ipnotici inducono il sonno artificialmente, come un interruttore. Il lormetazepam ha un'emivita breve e può essere utile per brevi periodi, ma altera l'architettura naturale del sonno, accorcia il sonno REM e compromette la memoria. L'amitriptilina, grazie al suo effetto anticolinergico, aiuta i pazienti giovani con ansia e tremori,

---

* Il sonno REM regola l'omeostasi emotiva attivando i circuiti dopaminergici mesolimbici coinvolti nell'autoreferenza, nella memoria e nel contenuto motivazionale dei sogni.[1,176]

† Nella malattia di Parkinson, il sonno è più breve e meno efficiente (diminuzione della fase REM e aumento della fase NREM superficiale), con più risvegli e più movimento.[256]

ma è costipante e nei pazienti anziani provoca confusioni, sogni strani e perdita di memoria.

IGIENE DEL SONNO

Igiene* è l'insieme delle regole che promuovono la salute e prevengono le malattie.

Per dormire bene, ci sono regole semplici e naturali che tutti conoscono e che pochi applicano: prendere il sole durante il giorno (attività all'aria aperta) e ridurre la luce artificiale prima di andare a letto (niente cellulari o schermi elettronici). Evitare caffè o stimolanti, non studiare, lavorare o risolvere problemi a quest'ora.

La camera da letto è solo per dormire. Due ore dopo una cena leggera, sei pronto per riposare. Con la televisione spenta e il cellulare scollegato (e lontano), si va a letto per dormire, forse fare sexo, ma nient'altro. Niente lettura, niente revisione delle bollette, e non rimuginerà sui problemi. E seguire il rituale personale che li piace di più quando si va a coricarsi.

LA SVEGLIA FA SVANIRE I SOGNI

La sveglia suona forte, interrompendo bruscamente i nostri sogni, e noi alziamo per lavarci, fare una colazione veloce e correre al lavoro. Che cosa patetica, che cosa contro naturale!

---

* L'igiene deriva da *Igea*, figlia di Esculapio (Asclepio), dio della medicina. Dava consigli per prevenire le malattie (acqua fresca, pulizia delle ferite, cibo sano, aria pura). Sua sorella *Panacea* ("colei che cura tutto") era la *farmacista*, con la sua borsa di rimedi per ogni malattia.

Danneggia il cervello, mina la nostra salute e ci rende infelici. Non lo faccia, ma piuttosto ozii per un po' e cerchi di recuperare il sonno che si sta allontanando.

Quando ci svegliamo da un bel sogno, sentiamo di essere stati derubati di un tesoro emotivo. Conserviamolo. Ricordare i nostri sogni (anche quelli meno belli) migliora la nostra memoria ed è molto salutare. Ed è ancora meglio se scriviamo ciò che abbiamo sognato.

SOLE DI GIORNO PER DORMIRE BENE DI NOTTE

L'uomo primitivo distingueva chiaramente tra giorno e notte, ma la civiltà ha offuscato questa separazione, con luci artificiali che alterano il ritmo della veglia e del sonno.[20] Tutti noi abbiamo un *orologio* che ci tiene svegli durante il giorno e ci suggerisce di dormire al calar della sera, con un ciclo di circa 24 ore.*

La scarsa luce diurna disturba il sonno notturno, il ritmo circadiano e l'umore.[4,20] Per dormire bene, è necesario aver ricevuto abbastanza luce solare e il nostro cervello deve percepire l'inizio dell'oscurità. Questa è la natura, è bene imitarla.

LA MELATONINA REGOLA L'OROLOGIO CIRCADIANO

La melatonina è la chiave per regolare la veglia e il sonno, il ritmo circadiano. Con tre ore di luce solare, il cer-

---

* Questo orologio circadiano (*circa un giorno*) si trova nel nucleo sprachiasmatico dell'ipotalamo ed è attivato dall'alternanza quotidiana di luce solare e di oscurità notturna.

vello produce melatonina, e si dorme bene. Con l'età diminuisce, ma si può acquistare in farmacia.

La melatonina non è un ipnotico, non allevia l'ansia né sopprime la depressione, ma regola l'orologio biologico sonno-veglia, è un antiossidante e migliora la mobilità nei pazienti con Parkinson.[132] Può essere utilizzata come supplemento, una a due ore prima di coricarsi. È molto utile in combinazione con la terapia della luce.[65,66]

FOTOTERAPIA PER RIPRISTINARE LE ABITUDINI DEL SONNO

Un modo alternativo per riparare il ciclo sonno-veglia è la terapia della luce, che utilizza una luce intensa.

La fototerapia è l'applicazione terapeutica della luce. La luce, o la sua assenza, agisce sulla ghiandola pineale, sull'ipotalamo e sull'ipofisi. Influisce sull'umore, sui capelli, sulla pelle e su vari processi biochimici (produzione di vitamina D e secrezione ormonale).

Nei pazienti con Parkinson, la luce sincronizza i ritmi circadiani, migliorando il sonno, la depressione e altri sintomi.[5,65,66,170,235,241,242,243] Gli agonisti della dopamina alterano i ritmi circadiani; la luce brillante li ripristina senza bisogno di aggiungere ipnotici.[58]

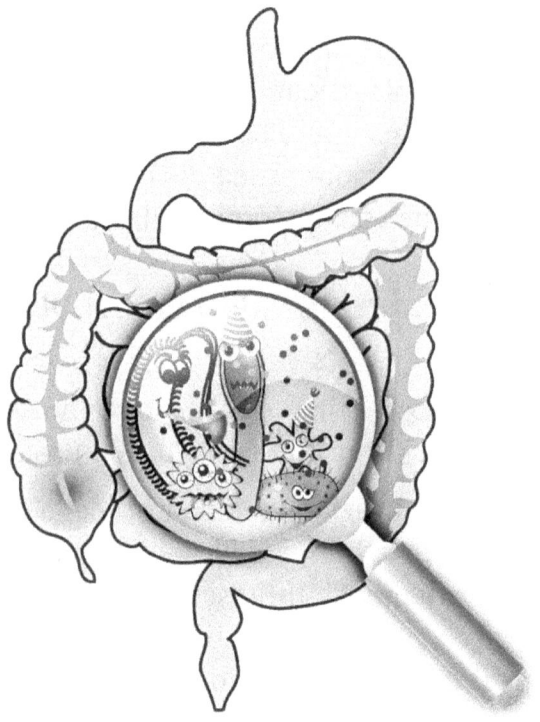

FIGURA 7. La malattia di Parkinson inizia nell'intestino e, a seconda del suo funzionamento, i sintomi miglioreranno o peggioreranno. Dipende anche dal microbiota (ci vivono due chili di batteri), che deve essere protetto con prebiotici (alimenti ricchi di fibre) e probiotici (yogurt, kefir).

7. La malattia nasce nell'intestino

Se il vostro neurologo non ti chiede cosa mangi e come defechi, cambia medico. La malattia di Parkinson inizia nell'intestino, è li che entra e si diffonde. Perciò il trattamento deve concentrarsi sull'intestino del paziente. In esso vivono trilioni di batteri che digeriscono il cibo, facilitano l'assorbimento dei farmaci, producono nutrienti e neurotrasmettitori, rafforzano l'immunità e la salute generale e, soprattutto, svolgono un ruolo cruciale nella progressione della malattia.

SE L'INTESTINO È PIGRO, I SINTOMI PEGGIORANO

Molte persone anziane sono ossessionate dalla necessità di evacuare; intuiscono* che quando non muovono bene l'intestino, la loro salute si deteriora... e hanno ragione. Anni prima del tremore o della rigidità, i pazienti sono costipati, e poi, più lento è il transito intestinale, peggiori sono i sintomi. Chi defeca regolarmente ha una prognosi migliore.

Molti problemi derivano dal malfunzionamento dell'intestino, come nel caso di fluttuazioni motorie dovute a un cattivo assorbimento dei farmaci. Il microbiota (due chili di batteri nell'intestino) è alterato dall'inizio della malattia.

---

* L'intuizione è una scorciatoia per la conoscenza, rappresenta l'intelligenza del subconscio (Jung) e deve essere ascoltata...

IL PARKINSON INVADE L'INTESTINO

La malattia di Parkinson comincia nel sistema nervoso enterico, il cosiddetto *cervello intestinale*. Le prime lesioni coincidono nel tempo: nel bulbo olfattivo (i pazienti odorano meno), nei gangli simpatici (sudorazione, scarsa termoregolazione) e nel tronco encefalico (disturbi del sonno).

Nell'ipotesi di Braak,[16,17,101,102] gli squilibri della flora batterica (disbiosi) causano un'irritazione cronica della mucosa intestinale e una neuroinfiammazione che si diffonde lungo l'asse microbiota-intestino-cervello.* Anche altre neurodegenerazioni (Alzheimer, Lewy) utilizzino questa porta di accesso intestinale.[240]

MICROBIOTA, COSTIPAZIONE E MALATTIA DI PARKINSON

I pazienti costipati hanno batteri intestinali differenziati e alterati,[15,70] e questa *disbiosi* influenza l'insorgenza e la progressione della malattia.[70,105,261]

La questione è se le lesioni appariranno prima nel cervello o nella mucosa intestinale, se la stitichezza precede l'alterazione del microbiota o se si verificano tutte insieme. Qualunque sia l'ordine, queste condizioni sono collegate.

Pertanto, il trattamento della malattia di Parkinson richiede la prevenzione della stitichezza è la manuten-

---

* La barriera intestinale è rotta e gli elementi tossici e infiammatori passano attraverso questo *buco funzionale* al nervo vago e al sangue, per poi raggiungere la barriera emato-encefalica, che resulta anche alterata.[44,221]

zione dei batteri intestinali con cambiamenti nella dieta, prebiotici e probiotici.

MICROBIOTA, STRESS E AGONISTI

Lo stress rovina il microbiota e induce un ambiente pro-infiammatorio che favorisce il parkinsonismo.[47] La flora batterica è danneggiata anche dai farmaci antipar-kinsoniani, specialmente dagli inibitori della COMT (entacapone, opicapone) e dagli anticolinergici.[10] Questi disturbi accelerano la progressione della malattia di Parkinson.

I BATTERI "CUCINANO" CIÒ CHE MANGIAMO

Noi siamo ciò che mangiamo, e ciò che i nostri batteri intestinali fanno con esso.

Il microbiota *cucina* il nostro civo, lo processa e crea nuove molecole che passeranno nel sangue e nel cervello.

I batteri sono intermediari tra gli alimenti e gli elementi che raggiungeranno poi in nostri neuroni. Si può seguire una dieta sana (dieta mediterranea, frutta, vitamine) ma non servirà a molto se la flora intestinale è deficitaria.

L'INTESTINO È UNA FONTE DI DOPAMINA

Le colonie di batteri *buoni* ci proteggono dal morbo di Parkinson e di Alzheimer, e la nostra salute metabolica e immunitaria dipende dalle loro attività.[219]

L'intestino e il microbiota *producono* la dopamina (fondamentale per il movimento e il benessere), nonché altri neurotrasmettitori (serotonina, noradrenalina, GA-BA) legati all'ansietà e alla depressione.[48,78,219]

DISCINESIE DI ORIGINE DIGESTIVA

I pazienti con cattiva digestione presentano un maggior numero di discinesie. Ciò può essere dovuto alla disfunzione autonomica propria della malattia o a un microbiota difettoso che ostacola la digestione e rallenta l'intestino.

I farmaci non vengono assorbiti nello stomaco, ma nel duodeno. Se lo svuotamento gastrico è ritardato, la levodopa viene assorbita tardi e male, con conseguenti livelli ematici irregolari e sintomi erratici: compaiono oscillazioni motorie o discinesie.

I procinetici (domperidone) aiutano, ma il rimedio naturale è migliorare la dieta e il microbiota. La soia e altri legumi riducono le fluttuazioni perché aumentano l'assorbimento e l'efficacia della levodopa.[115,196]

L'EFFETTO DELLA LEVODOPA DIPENDE DA CHE COSA SI MANGIA

L'efficacia di Sinemet o Madopar varia a seconda del tipo di cibo consumato.[126]

Nella dieta di ridistribuzione delle proteine, la carne e il pesce vengono spostati al pasto serale in modo da non competere con la levodopa durante il giorno. D'altra parte, la levodopa viene assorbita meglio quando è mescolata con carboidrati (ad esempio, zucchero) e in un ambiente acido (limone, aceto).

Pertanto, quando il paziente "smette", affinché la levodopa venga assorbita rapidamente, una dose di *soccorso* di Sinemet o Madopar viene schiacciata e mescolata con zucchero e succo di limone. L'effetto sarà più rapido.

La levodopa viene inoltre assorbita meglio con la caffeina e i semi di *Plantago ovata,* consentendole di passare più facilmente nel flusso sanguigno e di raggiungere concentrazioni più stabili e più elevate.[63]

LA DIETA FA PARTE DEL TRATTAMENTO

Modificare la dieta, aggiungere nutrienti e occuparsi della flora intestinale riduce il rischio di malattia di Parkinson e ne rallenta la progressione.[249]

La dieta mediterranea[240] e la dieta pescovegetariana apportano molti benefici.[75,116,148] Vengono proposte numerose altre diete (ipocaloriche, ad alto contenuto di carboidrati, ecc.), che descriverò in un altro libro.[84]

Qui insisto sulla protezione del micobiota (fibre, prebiotici e probiotici) per prevenire l'infiammazione intestinale e la stitichezza.

Evitate le sostanze tossiche presenti negli alimenti e nell'ambiente. Alcuni pensano che la loro insalata sia sana, ma se non l'avete lavata bene, potrebbe ingerire i pesticidi dei pomodori, i conservanti del mais in scatola e le nanoparticelle di petrolio lasciate nella lattuga dal tubo di scappamento del camion che l'ha trasportata.

Si ricordi che le sostanze chimiche industriali causano il morbo di Parkinson.[26,42,74,115,152]

EVITARE I FARMACI COSTIPANTI

Negozi con il medico per sospendere i farmaci che aumentano la stitichezza, in particolare agonisti (ropinirolo, pramipexolo), anticolinergici (molti antidepressivi lo sono) e analgesici oppioidi (codeina, tramadolo).

Contro la stitichezza: dieta ricca di frutta e verdura, esercizio fisico e supplementi di fibre (bucce di *Plantago ovata*) con molta acqua (due litri) perché senza liquidi sufficienti non sono efficaci.[6]

PREBIOTICI E PROBIOTICI

I prebiotici sono alimenti che non digeriamo, ma che alimentano i batteri intestinali e stimolano la crescita di ceppi benefici.

Si tratta di una varietà di carboidrati ricchi di fibre; i più noti sono l'inulina e i fruttooligosac-caridi, presenti in alcuni alimenti naturali o aggiunti dal produttore.

I probiotici sono microrganismi, batteri o lieviti vivi provenienti da alimenti, farmaci o integratori alimentari. Sono importanti il *Lactobacillus* e il *Bifido-bacterium*, disponibili in pillole, ma sono preferibili quelli utilizzati per conservare gli alimenti facendo fermentare il cavolo (crauti) o il latte (yogurt, kefir).

I probiotici preservano il microbiota, proteggono dal morbo di Parkinson e di Alzheimer, aumentano i metaboliti e le vitamine, eliminano gli agenti patogeni, maturano il sistema immunitario e mantengono intatta la barriera mucosa intestinale.[174] Il kefir è molto efficace contro la stitichezza.[10]

MANGI MENO, CAMMINA MOLTO E VIVRÀ A LUNGO

Se vendessero un farmaco per vivere meglio e più a lungo, tutti lo comprerebbero. Questa panacea esiste, non costa e non c'è bisogno di andare in farmacia: *meno piatti e più scarpe* è la chiave della longevità.

Ne abbiamo già visto un po' con la *marcia di Rajoy*. Ora parliamo di differire i nostri piatti più lontano e di riempirli di meno.

Mangiare meno fa sì che lieviti, moscerini della frutta, scimmie ed esseri umani vivano più a lungo e in salute e siano più resistenti alle malattie neurodegenerative e cardiovascolari, al cancro e al diabete.[50] Limitare le calorie è il fattore più importante per migliorare i segni dell'invecchiamento cellulare.[178]

La fonte della longevità è il digiuno intermittente.

Se si digiuna, il corpo utilizza le vecchie riserve di grasso e, quando si mangia più tardi, immagazzina nuovi untrienti.

Vuole rovinare una pianta? Se innaffia ogni giorno, le sue radici si ridurranno; ma se la lasciate senz'acqua per una settimana, le sue radici cresceranno alla ricerca di acqua.

BREVE DIGIUNO INTERMITTENTE

Le restrizioni dietetiche riducono il cibo o variano la frequenza e gli intervalli tra i pasti.

La loro efficacia nella prevenzione e nel trattamento della malattia di Parkinson è attribuita ai loro effetti sul sistema neuroendocrino, sul metabolismo generale, sulla neuroinfiammazione e sul microbioma.[238]

Il digiuno intermittente è più efficace che gli supplementi dietetici (che agiscono solo su un obiettivo).*

Il digiuno intermittente breve non riduce la quantità di cibo, ma aumenta l'intervallo tra i pasti.

È sufficiente un breve digiuno (8-12 ore) al giorno, o a giorni alterni, o due o tre giorni alla settimana.[50] Questo costringe l'organismo a consumare alcune riserve, che vengono poi reintegrate, e la funzione intestinale si rigenera.

TRAPIANTI FECALI PER IL MORBO DI PARKINSON

Per provocare il parkinsonismo nei topi, si altera il loro microbiota e poi somministriamo ad essi una tossina (come il rotenone per via orale).

Ma se prima viene loro effettuato un trapianto fecale di batteri, che ripristina il loro microbiota, si previene l'infiammazione della mucosa e i topi saranno meno colpiti dal parkinsonismo.[257]

Questo effetto protettivo del trapianto fecale è stato osservato anche nei topi inoculati con MPTP.[222,259]

I trapianti di batteri intestinali sono già stati utilizzati in pazienti con gravi problemi di microbiota e, in futuro, potrebbe essere un'opzione per le persone con malattia di Parkinson che hanno gravi difficoltà ad assorbire i

---

* Il digiuno intermittente stimola l'ormesi, aumenta gli antiossidanti e i corpi chetonici, promuove la neurogenesi e riduce l'eccitotossicità attraverso la regolazione del GABA.[155]

farmaci. Si tratta di un'ultima risorsa, con rischi e controindicazioni, e sono necessari ulteriori studi clinici.

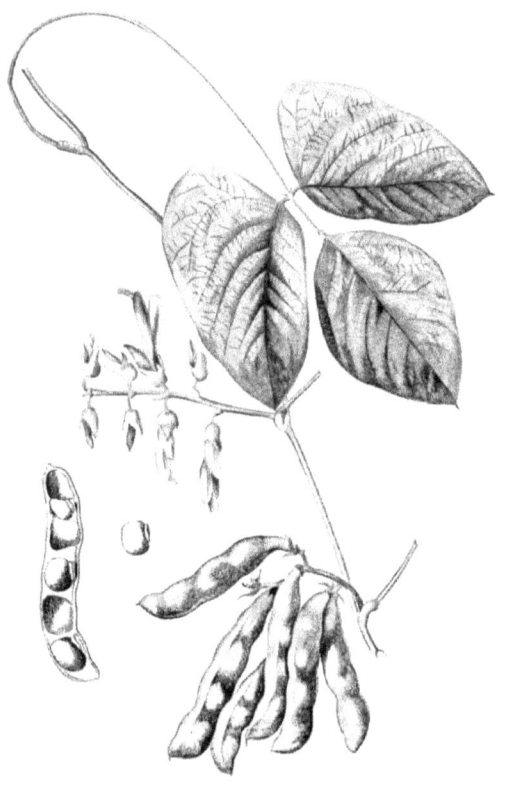

FIGURA 8. La levodopa naturale è presente nei fave comune. La Mucuna è una fava che contiene una maggiore concentrazione di levodopa perché cresce ai tropici. È il miglior prodotto naturale per il trattamento del morbo di Parkinson.

8. Inizio con la levodopa naturale (Mucuna)

Nell'Amazzonia brasiliana ho provato la mucuna ed ero molto contento, mi sentivo "come una moto", in modo físico e mentale* . Conoscevo la teoria dal mio libro del 2014.[81,82] e un anno dopo l'ho praticata con un paziente a Manaus, con risultati spettacolari che ho pubblicato.[87,88]

La Mucuna pruriens è il miglior prodotto naturale per il morbo di Parkinson. Quando la levodopa diventa necessaria, è meglio cercare un rimedio in natura che in farmacia. Le fave comune (*Vicia faba*) contengono una piccola quantità di levodopa. Il Mucuna è un fava tropicale che ha molta più levodopa, per cui aiuta le persone affette del Parkinson.

CHI NON CONOSCE LA MUCUNA E LA DISPREZZA

Ci sono medici che disprezzano la mucuna perché non l'hanno studiata. Tuttavia, i più scettici riconoscono che i fave comune contengono levodopa.† La mucuna è una fava con una maggiore concentrazione di levodopa.

La levodopa nel mucuna è naturale e ha meno effetti collaterali rispetoo alla levodopa sintetica di Sinemet, Si-

---

* La parte scientifica è presente nella rivista e nel congreso, Ho anche realizzato un video personale, su questa esperienza di vita:
https://www.youtube.com/watch?v=PYYYYT6Oezc3E&t=3s&ab_channel=NeurolologoGranada.

† La levodopa fu scoperta da Gugenheim dopo aver mangiato troppe fave (*Vicia fava*). Nei pazienti in fase iniziale con pochi sintomi, le fave sarebbero un'opzione terapeutica[185,186].

nemet Plus, Sinemet Retard, Madopar, Madopar Retard o Stalevo. Queste preparazioni di levodopa sintetica sono talmente varie per adattarsi alle diverse fasi della malattia e ai profili di assorbimento individuali dei pazienti.

Un altro modo di somministrare la levodopa è la mucuna, che è molto vantaggiosa per la maggior parte delle persone, in quanto causa meno discinesie o complicazioni, e migliora anche l'umore. Inoltre, l'effetto della mucuna sui sintomi è più rapido e dura più a lungo: lo dimostrano da studi clinici e l'ho constatato personalmente. Il suo uso deve essere controllato da un medico.

POLVERE DI SEMI ED ESTRATTI DI SEMI

I semi di Mucuna sono la maggiore fonte naturale di levodopa (insieme ad altri ingredienti poco conosciuti) e sono più efficaci e meno tossici dei preparati sintetici.[119]

La polvere di questi semi contiene (come in Zandopa*) il 2,5-3,9% di levodopa.[119,190,233] Ciò significa che sono necessari circa 30 grammi di semi per 1 grammo di levodopa (FIGURA 9). Esistono metodi di estrazione chimica che possono raggiungere concentrazioni di levodopa del 15-50% e superiori, per l'uso in capsule o elisir.

Due importanti esperti della malattia di Parkinson, Olanow e Lees, hanno brevettato il proprio estratto di semi di mucuna per il trattamento dei disturbi neurologici. e lo hanno proposto come alternativa alle formulazioni convenzionali di levodopa.[233]

---

* Zandopa è il nome commerciale di una polvere standardizzata di semi di mucuna utilizzata in importanti studi clinici.

LA MUCUNA È MIGLIORE DEL SINEMET O DEL MADOPAR

I comparazioni sono odiosi... per chi li perde.*

I brevetti sugli estratti di mucuna e i numerosi studi clinici dimos-trano i vantaggi della mucuna rispetto a Sinemet e Ma-dopar: [34,35,119,233]

- È meno tossica della levodopa convenzionale.

- Viene assorbito meglio e i suoi effetti iniziano prima.

- Migliora i sintomi per un tempo più lungo.

- Non richiede frequenti aumenti della dose per ri-manere efficace.

- Provoca meno discinesie e addirittura le migliora†

La mucuna ha un posto nel trattamento della malattia di Parkinson. Rappresenta *un modo diverso di somministrare la levodopa,* che può essere vantaggioso per alcuni pazienti in determinate fasi della loro evoluzione.

LA MUCUNA È TROPPO COSTOSA SENZA CARBIDOPA

La Mucuna non contiene né carbidopa né benserazide. Pertanto, per ottenere lo stesso effetto dei farmaci abi-

---

* Il tempo d'*azione* (miglioramento motorio) e le discinesie dopo 2 compresse di Sinemet Plus sono stati confrontati con quelli che hanno assunto 15 e 30 grammi di polvere di mucuna (Zandopa)... e la mucuna ha avuto la meglio.

† La Mucuna da meno discinesia nei pazienti.[35,119,233] E migliora persino la discinesia indotta nei ratti, grazie alla sinergia con gli altri ingredienti.[96]

tuali, la quantità di levodopa naturale necessaria è da tre a quattro volte superiore.[24]

Inoltre, le preparazioni di mucuna vendute su Internet contengono poca levodopa, quindi hanno un effetto minimo o nullo sui sintomi se somministrate da sole.

Ad esempio, un paziente con una nuova diagnosi assume tre compresse di Sinemet Plus 25/100:* è pari a 300 mg di levodopa, pari a 6 capsule di Mucuna Dopabean (6x50 mg per capsula)† .

Ma poiché Dopabean non contiene carbidopa o benserazide, per ottenere lo stesso miglio-ramento di tre compresse di Sinemet Plus, la levodopa naturale dovrebbe essere moltiplicata per 4; sarebbero necessarie 24 capsule di Dopabean.

Questo è il motivo per cui le persone che assumono mucuna migliorano solo di poco rispetto all'effetto placebo (in media il 20%).

ZANDOPA È LA MUCUNA DEGLI STUDI CLINICI

Gli studi clinici più validi dal punto di vista scientifico sono stati condotti con Zandopa, il nome commerciale di una polvere di semi di mucuna standardizzata.

Non essendo un estratto, la sua concentrazione di levodopa (circa il 3,5%) è inferiore a quella di Dopabean o di

---

* Sinemet Plus (25/100) contiene 100 mg di levodopa, meno della metà di Sinemet (25/250 mg). Il termine *Plus* se riferisce a un proporzione più alto di carbidopa (1:4 contro 1:10) per ridurre gli effetti collaterali.
† Ogni capsula di Dopabean contiene 333 mg di estratto di mucuna al 15%, che fornisce 50 mg di levodopa naturale.

altre capsule: una misura da 7,5 grammi equivale a 250 mg di levodopa (5 capsule di Dopabean).

Poiché non contiene carbidopa o benserazide, per ottenere l'effetto clinico di una compressa di Madopar o Sinemet, è necessario somministrare 1000 mg di levodopa de mucuna: 4 dosi di Zandopa (7,5 g ciascuna) per un totale di 30 grammi di polvere di semi (FIGURA 9).

L'equivalente sarebbe di 20 capsule di Dopabean (50 mg di levodopa ciascuna) o di estratti simili.*

Osservate bene e capirete perché molti pazienti non trovano un miglioramento sufficiente con la mucuna: per ottenere l'effetto clinico di una singola compressa di Sinemet 25/250, sono necessari 4 cucchiaini di Zandopa (30 grammi) o 20 capsule di Dopabean (FIGURA 9).

IL TÈ VERDE RAFFORZA LA MUCUNA

Il tè verde potenzia l'azione della mucuna perché contiene sostanze con effetti simili alla carbidopa, all'entacapone e alla selegilina.

Ciò aumenta leggermente la biodisponibilità e l'efficacia della levodopa na-turale.[87,88,134]

Il dosaggio deve essere preso in considerazione, quindi, dopo aver consultato il medico, provate a combinare la mucuna con il tè verde, in tisane o con il suo estratto in capsule.

---

* Ciò accade anche con la sola levodopa sintetica (ex Larodopa); senza carbidopa o benserazide, le dosi si devono aumentare, causando molto vomito. Poi, con carbidopa, Sinemet (dal latino: *sine emetere* = senza vomito).

AGGIUNGERE LA CARBIDOPA ALLA MUCUNA

La carbidopa (e la benserazide) rende più potente la levodopa sintetica contenuta nel Sinemet e provoca meno effetti collaterali (nausea, tachicardia); fa lo stesso con la levodopa naturale. La Mucuna combinata con la carbidopa migliora notevolmente i pazienti e riduce persino le discinesie.[187] [La] Mucuna può essere associata anche con la benserazide.[35]

La carbidopa è venduta separatamente (Lodosyn) negli Stati Uniti e in Canada. Se non è disponibile, si può utilizzare una mezza compressa di Sinemet Plus 25/100 (12,5 mg di carbidopa)* e sottrarre la levodopa sintetica (50 mg in questa mezza compressa) dal total della levodopa somministrata. Si noti che con la mucuna potenziata in questo modo, la dose deve essere ridotta.

E se non si sta assumendo Sinemet o Madopar? In questo caso, la mucuna è molto inefficace alle dosi abituali. I pazienti si lamentano che *non fa nulla* e il motivo è che la decarbossilasi la rimuove rapidamente dal flusso sanguigno, senza permetterle di raggiungere il cervello.

MUCUNA, SOIA, ENTACAPONE, OPICAPONE, IMAO

Si ritiene che la maggiore efficacia della mucuna sia dovuta ai suoi ingredienti non ancora identificati. Nella mucuna è stato trovato un inibitore naturale delle COMT (come l'entacapone) che ha aumentato l'efficacia della levodopa in una sperimentazione animale.[169]

---

* Con Madopar 50/200, l'equivalente sarebbe un quarto di compressa (12,5 mg di benserazide e solo 50 mg di levodopa convenzionale).

La soia inibisce le COMT in modo simile all'entacapone. Se mescolata (11 grammi) con Sinemet Plus, migliora la mobilità più a lungo e riduce le discinesie.[151]

Al momento di questa pubblicazione (gennaio 2023), non ho trovato pubblicazioni sulla mucuna combinata con entacapone o opicapone.

Né ho visto studi sulla mucuna combinata con gli IMAO (selegilina, rasagilina, safinamide). È logico pensare che, così come potenziano la levodopa sintetica, facciano lo stesso con la mucuna. Siamo in attesa di ulteriori studi clinici. *

FRODI NELL'ACQUISTO DI MUCUNA

Su Internet si vendono mucuna *buona* e mucuna *cattiva*. Se il contenuto e la concentrazione della formula non sono chiari, non acquistateli. Inoltre, molti mentono sulla quantità di levodopa contenuta.

La mia collega Tanya Denne (investigatore in Oregon) ha lanciato l'allarme dopo aver analizzato sei prodotti a base di mucuna: tre delle marche contenevano solo il 6, il 34 o il 40% della levodopa indicata sulla confezione.

Altri tre contenevano la quantità pubblicizzata e anche di più. I ricercatori non forniscono i nomi delle marche, ma io sono riuscito a identificarle. Non citerò quelle difettose, ma quelle che mantengono le loro affermazioni:

---

* Nelle piante sono presenti sostanze con effetti simili a quelli di vari farmaci antiparkinsoniani:[189] alcune funzionano, come la safinamide della Banisteria,[45] ma è tossica; sono necessarie ulteriori ricerche.

Dopabean (Solaray), Mucuna Dopa (Source Naturals) e Zandopa (Zandu).

Nell'autunno del 2022, un'altra analisi di 16 prodotti a base di mucuna[36] ha mostrato enormi variazioni nel contenuto di levodopa: da 2 a 241 mg. Se acquistate la mucuna, il foglietto illustrativo non è sufficiente, chiedete un certificato di contenuto, che distingua la quantità di polvere o di estratto di semi, la percentuale di levodopa e ciò che ogni unità contiene effettivamente (a volte, danno il valore di levodopa per *dose*, che può essere di due capsule).

AGGIORNAMENTI SULLA MUCUNA

Esistono molte marche di preparati di mucuna. Ne elenco diverse in un altro libro (*Mucuna contro il Parkinson*) e sul mio sito web: www.mucuna.es

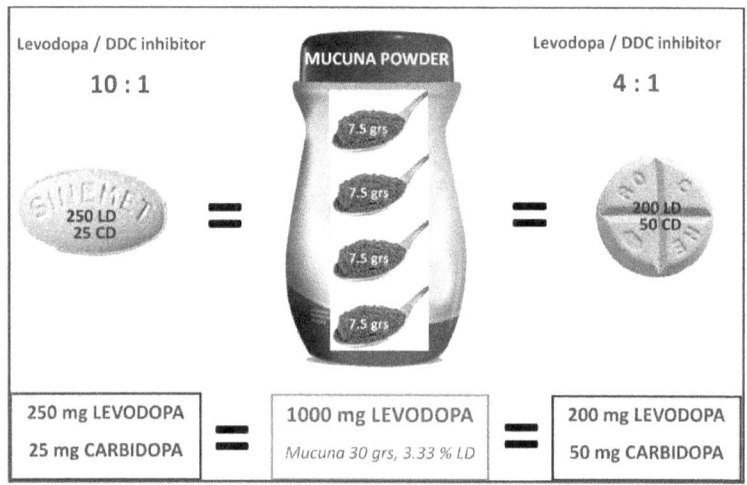

FIGURA 9. Regolare la dose di mucuna è complicata per i non esperti. Poiché non c'è carbidopa, sono necessari 1000 mg di levodopa naturale (30 grammi di polvere di semi) per ottenere lo stesso effetto clinico di una compressa di Sinemet.[88] E fate attenzione alla loro combinazione, perché la carbidopa della compressa potenzia la mucuna: consultate il vostro medico.

9. Mucuna per i pazienti in trattamento

Nei pazienti che già assumono Sinemet o Madopar, è possibile sostituirne una parte con la mucuna sotto la supervisione di un neurologo. Il paziente non deve mai tentare di farlo.

Come già detto, qualsiasi levodopa (naturale o sintetica), se somministrata da sola, ha un effetto clinico debole, pari solo a un quarto di quello ottenuto in combinazione con carbidopa o benserazide.

Il primo passo consiste nel ridurre o eliminare i farmaci meno necessari nei pazienti in terapia generale e anti-parkinsoniana.

Verificheremo inoltre che i preparati convenzionali di levodopa (Sinemet, Madopar) siano somministrati correttamente prima di sostituirli con la mucuna.

REVISIONE DELLA MEDICAZIONE GENERALE

È consigliabile ridurre i farmaci *non necessari*. Con il decorso della malattia di Parkinson, la pressione arteriosa si abbassa e i farmaci antiparkinsoniano, antiprostata, ansiolitico e antiaritmici contribuiscono a questo fenomeno.

Vedo pazienti che avevano la pressione alta, ma che non ce l'hanno più, e continuano a prendere farmaci anti-pertensivi, di cui non hanno bisogno, o che sono dannosi per loro. Gli vengono anche prescritti farmaci per la prostata o per il cuore e lamentano vertigini con Sinemet..... Cosa c'è di strano?

Le limitazioni dell'uso della mucuna sono le stesse della levodopa, ma alcuni segnalano che può potenziare gli agenti antiaggreganti e non dovrebbe essere combinata con gli anticoagulanti. Ha un lieve effetto ipoglicemizzante e ipotensivo, che deve essere tenuto in considerazione.

RIVEDERE GLI AGONISTI NEGLI ANZIANI

Disturbi del sonno e problemi cognitivi possono essere osservati con la levodopa, ma sono molto più frequenti con altri farmaci antiparkinsoniani (ropinirolo, pramipexolo, rotigotina, rasagilina, amantadina...), che migliorano poco l'andatura rispetto a quanto disturbano la mente negli anziani. Gli agonisti dovrebbero essere sospesi o ridotti dopo una certa età.

LEVODOPA "AD LIBITUM", DOSAGGIO FLESSIBILE

I farmaci ad azione prolungata devono essere somministrati a orari fissi: pramipexolo, rasagilina, opicapone e levodopa retard (Sinemet Retard, Madopar HBS).

Tuttavia, una parte della dose di levodopa *ad azione rapida* (Sinemet Plus o Madopar) potrebbe essere risparmiata se venisse somministrata in modo flessibile, con occasionali variazioni di orario o di dose (rispettando un intervallo). La levodopa *ad libitum* (al bisogno, su richiesta) è più efficace.[100]

Un paziente con discinesie (*in* fase *attiva)* per il quale la levodopa è prevista in quel momento non deve assumerla; un paziente in fase *inattiva* può anticipare la dose prevista a un momento successivo.

Entro un certo margine, è possibile variareleggermente i tempi e le dosi di Sinemet Plus o Madopar. Alcuni giorni avrà bisogno di più levodopa di altri, a seconda del sonno, del tempo, dell'umore, dell'attività fisica o di ciò che ave-te mangiato.

In questo modo può risparmiare un po' di levodopa ogni giorno per mesi e anni. Consuli il tuo medico.

MUCUNA PER SOSTITUIRE SINEMET O MADOPAR

Dopo aver ridotto i farmaci generali e gli agonisti e che abbiamo un regime corretto per la levodopa, è il momento di sostituirne una parte.

Abbiamo bisogno di una mucuna affidabile, che contenga la quantità di levodopa indicata, come è stato dimostrato con Zandopa, Dopabean o altri marchi accreditati (vedi capitolo precedente).

LA MUCUNA DA SOLA NON È REDDITIZIA

Mentre una grande quantità di mucuna è necessaria per i pazienti di nuova diagnosi, una quantità molto maggiore è necessaria per coloro che sono stati trattati per anni con farmaci antiparkinsoniani.

Se un paziente assume quattro compresse al giorno di Sinemet 25/250 (o Madopar 50/200) e vuole sostituirle con la sola mucuna, avrebbe bisogno di 4000 mg di levodopa naturale, o di 120 mg di polvere di semi (quasi un intero flacone di Zandopa), o di 66 capsule di Bonusan (60 mg) o 80 di Dopabean (50 mg).

Questo prodotto è accessibile a poche persone nel mondo occidentale, con il paradosso che nei paesi tropicali poveri, dove non è possibile acquistare il Sinemet, la mucuna cresce spontaneamente, è molto economica e rappresenta una buona opzione.*

COMBINAZIONE DI MUCUNA E SINEMET

La mucuna è quattro volte più efficace in presenza di carbidopa o benserazide. Si può quindi conservare una parte del Sinemet o del Madopar, che potenzierà la mucuna, e utilizzare la quarta parte.

Questa è la chiave per regolare le dosi. I problemi sono maggiori se il paziente assumeva solo mucuna e decide di aggiungere farmaci convenzionali, che quadruplicano l'effetto della mucuna e diventano eccessivi.

CONOSCI IL PROFILO INDIVIDUALE DELLA MUCUNA

La Mucuna è un altro modo di somministrare la levodopa, ma non tutti reagiscono allo stesso modo.

La prima volta che un paziente assume la mucuna, preferisco verificare il suo profilo individuale. Per alcuni giorni, una parte della dose di levodopa convenzionale viene sostituita dall'equivalente di mucuna, o poco più (perché la miscela contiene una percentuale inferiore di inibitore della decarbossilasi).

---

* Nei paesi tropicali poveri, l'alternativa è quella di arrostire i semi di mucuna e i risultati non sono inferiori ai marchi convenzionali.[24]

Le ulteriori modifiche dipendono dai primi risultati; se vengono effettuate, come consiglio, a basse dosi e lentamente, il miglioramento dei sintomi diventerà gradualmente evidente. Riporto alcuni esempi indicativi.

COME RIDURRE SINEMET PLUS 25/100 (giallo)

Un paziente con tre compresse di Sinemet Plus (100 mg di levodopa e 25 mg di carbidopa) può sostituire una di queste compresse (mantenendo le altre due) con due capsule di Dopabean (ogni capsula contiene 333 mg di mucuna 15% di levodopa = 50 mg).

L'effetto può essere leggermente più debole perché questi 100 milligrammi di levodopa naturale sono privi di carbidopa e quindi meno efficaci... a meno che non sia ancora presente l'effetto della precedente dose di Sinemet.

Un'altra possibilità è quella di somministrare una capsula di Dopabean con mezza compressa (50 mg di levodopa e 12,5 mg di carbidopa) di Sinemet Plus.

COME RIDURRE IL MADOPAR 50/200

In un paziente che assume tre dosi di mezza compressa di Madopar 50/200, il decorso è simile, tranne per il fatto che mezza compressa di Sinemet Plus equivale solo a un quarto di Madopar 50/200 (200 mg di levodopa e 50 mg di benserazide).

Si può quindi sostituire mezza compressa di Madopar 50/200 (100 mg di levodopa e 25 mg di benserazide) con due capsule di Dopabean (100 mg di levodopa), mantenendo le altre due mezze compresse. Oppure, per iniciare ancora più lentamente, assumere un quarto di Madopar (50 mg di levodopa e 12,5 mg di benserazide) con una capsula di Dopabean.

COME RIDURRE IL SINEMET 25/250 (blu)

Se si assumono tre compresse di Sinemet 25/250 e una deve essere sostituita, ciò rappresenta una dose elevata di levodopa convenzionale, 250 mg, che dovrebbe essere compensata da 5 capsule di Dopabean (solo a questa dose), mantenendo le altre due compresse. Questo sarebbe comunque insufficiente a causa della minore percentuale di carbidopa. Non sorprende quindi che i tentativi di passare alla mucuna siano talvolta deludenti.

Preferisco un cambiamento in due fasi con l'aggiunta di carbidopa extra, come segue: invece di una compressa di Sinemet 25/250 mg, consiglio di assumere una compressa di Sinemet Plus 25/100 com (fornisce la stessa quantità di carbidopa della compressa intera di Sinemet 25/250 mg) con due capsule di Dopabean (100 mg di levodopa naturale). In questo modo si ottiene un rapporto accettabile di 25 mg di carbidopa e 200 mg di levodopa (100 mg convenzionali più 100 mg naturali). Un buon modo per iniziare il processo di sostituzione.

COLORO CHE ASSUMONO STALEVO

Stalevo contiene due sostanze, la carbidopa e l'entacapone, che potenziano l'effetto di qualsiasi levodopa.

L'entacapone inibisce un altro enzima, la COMT, che aumenta anche la levodopa naturale della mucuna. Con la carbidopa, il risultato è meno prevedibile, ma probabilmente aumenta.

Stalevo 100 è equivalente a Sinemet Plus 25/100 con 200 mg di entacapone: 100 mg di levodopa più 25 mg di carbidopa più 200 mg di entacapone.

L'opzione più semplice è quella di sostituire una compressa di Stalevo 100 con Stalevo 50 (50 mg di levodopa, 12,5 mg di carbidopa e 200 mg di entacapone) e una capsula di Dopabean (50 mg di levodopa).

DISCINESIE E PAZIENTI AVANZATI

Per le fluttuazioni motorie, Olanow ha suggerito frequenti e brevi somministrazioni di soluzione di levodopa.[157] Questo stabilizza i livelli plasmatici, migliora la risposta clinica e riduce i periodi *off* e il freezing.

La Mucuna si deteriora rapidamente in acqua (diventa nera), quindi va assunta non diluita, ma può essere combinata con Sinemet Plus o con la soluzione Madopar, che si conserva meglio aggiungendo una compressa effervescente di vitamina C (che è un antiossidante).

Nei pazienti con discinesia avanzata è stato tentato un rapido passaggio dai preparati convenzionali di carvidopa alla mucuna. I pazienti sono arrivati con dosi molto elevate di levodopa sintetica, che sono state sostituite da una quantità quattro volte superiore di levodopa di mucuna.[34] L'efficacia clinica è stata simile, ma la metà dei pazienti non ha tollerato un passaggio così rapido. Il passaggio dovrebbe avvenire gradualmente o combinando la carbidopa con la mucuna.

FAR CONTROLLARE DAL MEDICO LA MUCUNA

I preparati a base di Mucuna variano molto per qualità e composizione. È difficile stabilire le dosi della polvere o degli estratti, il loro contenuto di levodopa e l'efficacia attesa sui sintomi.

È rischioso mescolare la mucuna con Sinemet, perché la carbidopa ne quadruplica gli effetti. Lo è ancora di più se viene mescolata con Stalevo senza una sufficiente conoscenza: la levodopa della mucuna sarà doppiamente potenziata dalla carbidopa e dall'entacapone.

Non fatelo da soli. Lasciatevi consigliare dal vostro neurologo.

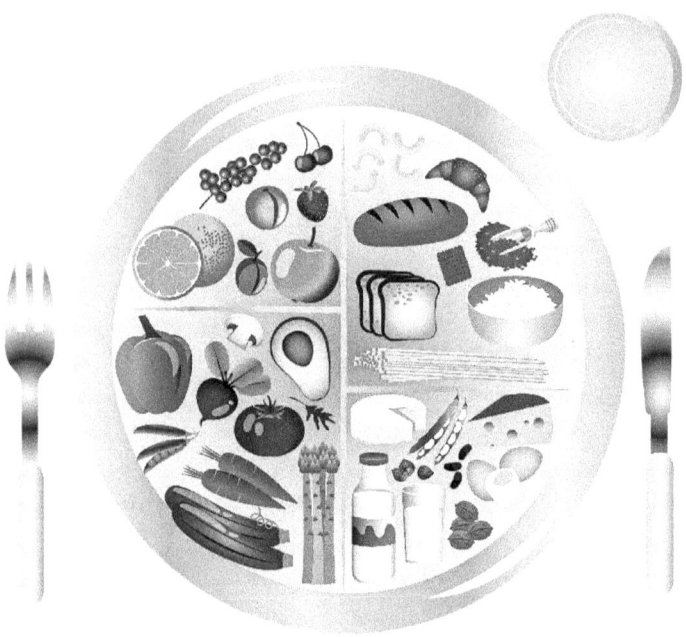

FIGURA 10: Esistono molti nutrienti e supplementi importanti per le persone con la malattia di Parkinson. Di seguito descrivo i più importanti.

10. Supplementi importanti

Non è stato dimostrato che nessuna vitamina o sostanza nutritiva possa migliorare il morbo di Parkinson, ma quando sono carenti il decorso si aggrava.

Esistono molti supplementi, descritti in pubblicazioni ben documentate.[141,142,146] Qui descrivo solo quelli che ritengo più necessari.

B6 PER LE PERSONE CHE ASSUMONO CARBIDOPA

La carbidopa causa una carenza di vitamina B6 che deve essere compensata nelle persone che assumono Sinemet per lungo tempo (lo stesso vale per la benserazide in Madopar).

Alcuni sostengono che questa vitamina sia incompatibile con la levodopa, il che non solo è esagerato, ma non è nemmeno vero. Leggete attentamente i foglietti illustrativi: la B6 riduce l'azione della levodopa da sola, ma non quando è combinata con carbidopa o benserazide (come in Sinemet e Madopar).

D'altra parte, la carbidopa (e la benserazide) provoca una carenza di vitamina B6 che, se non compensata, aumenta la discinesia e causa neuropatia periferica.

Questa neuropatia è molto comune e grave nelle persone trattate con infusione di duodopa (alte dosi di levodopa e carbidopa), tanto che viene somministrato un supplemento preventivo di B6, e che i livelli di omocisteina siano controllati. Meglio se con l'aggiunta di B1.

B6, B9, B12 PER RIDURRE I LIVELLI DI OMOCISTEINA

L'omocisteina è elevata nel sangue dei pazienti affetti da Parkinson, fino a uno su cinque nei soggetti di nuova diagnosi.[110]

La levodopa aumenta l'omocisteina, che impoverisce le vitamine B6, B9 (acido folico) e B12, con conseguente aumento del deterioramento cognitivo,[175,246] della progressione della malattia[162] e del rischio di ictus.[95]

Tutti questi problemi possono essere facilmente evitati integrando con B6, B12 e acido folico (B9) in dosi moderate.[95,220,252]

CARENZA DI VITAMINA D NEGLI ANZIANI E NEI PAZIENTI

La maggior parte degli anziani ha un basso contenuto di vitamina D e quelli con deficit cognitivi migliorano quando la ricevono.[108,129]

La vitamina D ha molte funzioni importanti: è neurotrofica, antiossidante, antinfiammatoria e migliora la cognizione e il sistema immunitario.[30]

Le persone con livelli bassi hanno maggiori probabilità di essere ospedalizzate[13] e hanno subito infezioni più gravi durante la pandemia di Covid.[90,145,173]

Nella malattia di Parkinson, la carenza di vitamina D è più elevata,[11,212,258,260] e la sua reintegrazione serve come misura preventiva; anche se non migliora la mobilità, riduce i sintomi non motori e influenza positivamente la situazione: i nuovi diagnosticati con livelli più bassi hanno una prognosi peggiore nei tre anni successivi.[212]

GLI OMEGA 3 PREVENGONO LE DISCINESIE

I benefici degli omega-3 per la salute sono ben noti. Nelle scimmie con parkinsonismo indotto, alleviano le discinesie.[201]

Se mangia una manciata di noci al giorno e quattro sardine alla settimana non avrete bisogno di supplementi di omega-3.

TÈ VERDE

Oltre all'elevato contenuto di antiossidanti, il tè verde contiene sostanze che hanno un debile effetto simile a quello della carbidopa e può essere utilizzato per rafforzare la mucuna, sia come infuso che sotto forma di capsule (vedi questo capitolo).

KEFIR E PREBIOTICI

Come prebiotico, si raccomanda una dieta ricca di fibre e il kefir come probiotico naturale. Sono necessari nei pazienti con malattia di Parkinson, come illustrato nel Capitolo 7.

INTEGRATORI PER IL SONNO

La sindrome delle gambe senza riposo può essere causata da una carenza di ferro. Se la ferritina plasmatica è bassa, l'integrazione di ferro può essere la soluzione.

Il magnesio è un altro minerale con proprietà sedative che possono favorire il sonno. Migliora anche la stitichezza e la salute cardiovascolare.

Passiflora, valeriana e altri sedativi naturali sono ottime opzioni per combattere l'insonnia.

CAFFEINA E GINSENG PER LA SONNOLENZA DIURNA

Il caffè o gli supplementi di caffeina prevengono la sonnolenza durante il giorno e riducono l'ipotensione ortostatica (calo della pressione sanguigna quando si sta in piedi).

Il ginseng ha un effetto simile nel tenere svegli e nel prevenire l'abbassamento della pressione sanguigna, ma non dovrebbe essere usato da persone con pressione alta o battito cardiaco irregolare.

PAPPA REALE E PROPOLI

La pappa reale delle api contiene molte vitamine e minerali e non meno di 578 aminoacidi, che sono stati collegati alla longevità e a molte altre proprietà, come quelle antiossidanti, immunomodulanti e antinfiammatorie.[2,143]

Studi su animali parkinsoniani hanno mostrato miglioramenti con la propoli.[76]

A prescindere dai test, ciò che sorprende è che con gli stessi geni, un'ape operaia vive per 3 settimane e la regina per 4 anni.

L'unica differenza è che l'ape regina assume la pappa reale. Questo mi convince: ci deve essere qualcosa di meraviglioso nella pappa reale, anche se gli scienziati non l'hanno scoperto.

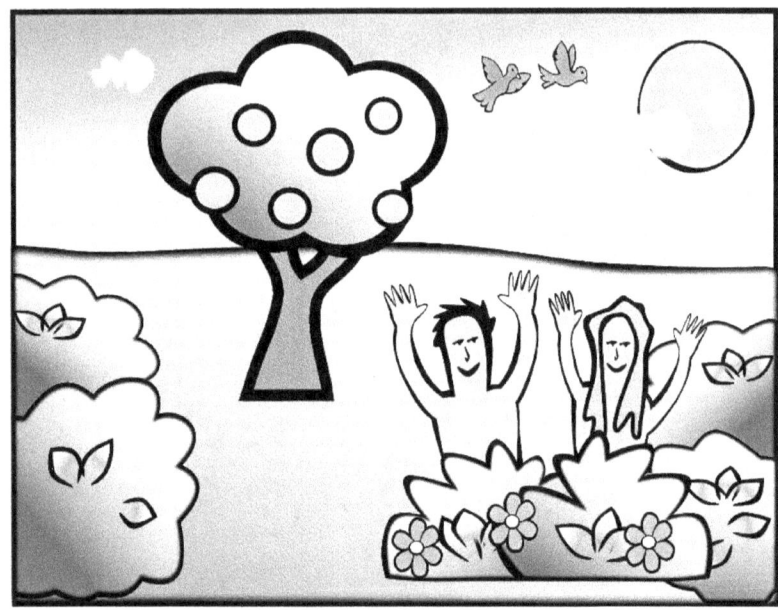

FIGURA 11: Dobbiamo allontanarci dalla farmacia e riavvicinarci alla natura, e recuperare la forza dell'istinto che nutre il cervello. Ci ammaliamo a seconda di come viviamo e, viceversa, possiamo ritrovare la salute cambiando il nostro stile di vita.

Epilogo

Il morbo di Parkinson si è sviluppato nel mondo civilizzato, non esiste in natura. Non era una minaccia per l'uomo primitivo e oggi non la vediamo negli animali o nelle popolazione selvagge.

Esistono geni che predispongono a la malattia di Parkinson, ma si sviluppano in un intorno *civilizzato* che si è allontanato dalla natura: tossine, norme sociali, tecnologia, l'ambiente artificiale in cui viviamo.

L'uomo è già un animale culturale,[167] la corteccia cerebrale controlla il cervello rettiliano, la cultura è un innesto della società sull'individuo. Questo ha dei vantaggi, ma limita le emozioni, sopprime gli istinti che sono la fonte di vita del cervello e ci separa dalla natura di cui siamo parte.

In farmacia non esiste un trattamento per questa malattia, ma solo per alleviare i sintomi, e a lungo andare i farmaci si accumulano. Dopo ogni controllo, i medici ne aumentano il numero e il dosaggio.

Nel giro di pochi anni, provocano condizioni che James Parkinson non ha mai visto, perché ai suoi tempi non esistevano la levodopa, gli agonisti e altri farmaci cosiddetti innovativi.

La levodopa è ancora la più efficace, ha migliorato la qualità della vita e l'ha prolungata; prima o poi dovrà essere assunta, ma è meglio iniziare con quella naturale (mucuna). Altri farmaci possono essere necessari, ma hanno delle complicazioni: Molte volte, *i rimedi peggiorano i mali*. I farmaci devono essere ritardati e assunti alla dose più bassa possibile.

Esistono solo due trattamenti per rallentare la malattia di Parkinson: l'esercizio fisico e il divertimento. La chiave del miracolo è l'esercizio fisico, l'attività fisica in generale e soprattutto la camminata veloce, il nuoto e gli sforzi brevi e intensi.

Il piacere, o meglio la ricerca del piacere, aumenta la dopamina e l'illusione rafforza la *sustantia nigra*; ciò include l'evitare lo stress: un capo esigente o un coniuge controllante peggiorano i sintomi e la progressione.

Il trattamento ecologico della malattia di Parkinson comprende tutto questo: esercizio fisico, piacere, regolazione del sonno, attenzione al microbiota e alla dieta (alimentare ma anche sensoriale), aggiunta di alcuni supplementi e, quando è necessaria la levodopa, inizio della mucuna.

Non mi stancherò mai di ripeterlo: dobbiamo allontanarci dalla farmacia e avvicinarci alla natura, dobbiamo riscoprire la forza dell'istinto che alimenta il cervello. Ci ammaliamo vivendo e, al contrario, possiamo guarire cambiando il nostro stile di vita. Le persone con Parkinson che lo fanno vivono più a lungo e sono molto più felici.

Bibliografia

1. Alcaro A, Carta S. The "instinct" of imagination. A neuro-ethological approach to the evolution of the reflective mind and its application to psychotherapy. Front Hum Neurosci 2019; 12:522.

2. Ali AM, Kunugi H. Apitherapy for Parkinson's disease: A focus on the effects of propolis and royal jelly. Oxid Med Cell Longev 2020; 2020:1727142. doi: 10.1155/2020/1727142.

3. Ali NJ. Role of vitamin D in preventing of COVID-19 infection, progression and severity. Infect Public Health 2020; 13:1373-1380.

4. Amara AW, Chahine LM, Videnovic A. Treatment of sleep dysfunction in Parkinson's disease. Curr Treat Options Neurol 2017; 19:26.

5. Artemenko AR, Levin IaI. [The phototherapy of parkinsonism patients]. Zh Nevropatol Psikhiatr Im S S Korsakova 1996; 96:63-66

6. Ashraf W, Pfeiffer RF, Park F, Lof J, Quigley EM. Constipation in Parkinson's disease: objective assessment and response to psyllium. Movement disorders 1997; 12: 946-951.

7. Avery A. Aromatherapy and you. Blue Heron Hill Press, Kailua, HI 1992.

8. Avila A, Cardona X, Bello J et al. Impulse control disorders and punding in Parkinson's disease: the need for a structured interview. Neurology 2011; 26:166-172.

9. Baba Y, Futamura A, Kinno R et al. The relationship between the distinct ratios of benserazide and carbidopa to levodopa and motor complications in Parkinson's disease: A retrospective cohort study. J Neurol Sci 2022; 437:120263. doi: 10.1016.

10. Barichella M, Pacchetti C, Bolliri C, et al. Probiotics and prebiotic fiber for constipation associated with Parkinson disease: An RCT. Neurology. 2016; 87:1274-1280.

11. Behl T, Arora A, Singla RK, Sehgal A et al. Understanding the role of "sunshine vitamin D" in Parkinson's disease: A review. Front Pharmacol 2022; 13: 993033.

12. Berman MG, Jonides J, Kaplan S. The cognitive benefits of interacting with nature. Psychological Science 2008; 19:1207-1212.

13. Beirne A, McCarroll K, Walsh JB et al. Vitamin D and Hospital Admission in Older Adults: A Prospective Association. Nu-trients 2021; 13:616.

14. Bernardi L, Porta C, Sleight P. Cardiovascular, cerebrovascular, and respiratory changes induced by different types of music in musicians and non-musicians: the importance of silence, Heart 2006; 92: 445-452.

15. Bonnechère B, Amin N, van Duijn C. What are the key gut micro-biota involved in neurological diseases? A systematic review. Int J Mol Sci 2022; 23:13665. doi: 10.3390/ijms23222213665.

16. Braak H, Del Tredici K, Rüb U et al. Staging of brain pathology related to sporadic Parkinson's disease. Neurobiol Aging 2003; 24:197-211.

17. Braak H, Rub U, Gai WP, Del Tredici K. Idiopathic Parkinson's disease: possible routes by which vulnerable neuronal types may be subject to neuroinvasion by an unknown pathogen. J Neural Transm (Vienna) 2003; 110:517-536.

18. Bugalho P, Ladeira F, Barbosa R, et al. Do dreams tell the future? Dream content as a predictor of cognitive deterioration in Parkinson's disease. J Sleep Res 2021; 30:e13163.

19. Bugalho P, Paiva T. Dream features in the early stages of Parkinson's disease. J Neural Transm (Vienna) 2011; 118:1613-1619.

20. Burns AC, Saxena R, Vetter C et al. Time spent in outdoor light is associated with mood, sleep, and circadian rhythm-related outcomes: A cross-sectional and longitudinal study in over 400,000 UK Biobank participants. J Affect Disord 2021; 295:347-352.

21. Calenda E, Weinstein S. Therapeutic massage. In: Weintraub MI (ed.) Alternative and complementary treatment in neurologic illness. Churchill Livingstone, New York 2001.

22. Cantor CR, Stern MB. Dopamine agonists and sleep in Parkinson's disease. Neurology 2002; 58(4 Suppl 1): S71-8.

23. Carroll LM, Morris ME, O'Connor WT, Clifford AM. Is aquatic therapy optimally prescribed for Parkinson's disease? A systematic review and meta-analysis. J Parkinsons Dis 2020; 10:59-76.

24. Cassani E, Cilia R, Laguna J et al. Mucuna pruriens for Parkinson's disease: Low-cost preparation method, laboratory measures and pharmacokinetics profile. J Neurol Sci 2016; 365:175-180.

25. Castilla del Pino C. La culpa. Alianza Editorial, Madrid 1991.

26. Caudle WM, Guillot TS, Lazo CR, Miller GW. Industrial toxicants and Parkinson's disease. Neurotoxicology 2012; 33:178-188.

27. Chahine LM, Daley J, Horn S, Duda JE, Colcher A, Hurtig H, Cantor C, Dahodwala N. Association between dopaminergic medications and nocturnal sleep in early-stage Parkinson's disease. Parkinsonism Relat Disord 2013; 19:859-863.

28. Chan ST, Tai CH, Wang LY et al. Influences of aerobic exercise on motor sequence learning and corticomotor excitability in people with Parkinson's disease. Neurorehabil Neural Repair 2023 Jan 12; 15459683221147006.

29. Charcot JM, Vulpian A. De la paralysie agitante, 1862. Spanish translation: González Maldonado R. De la paralysie agitante (bilingual edition). Amazon (Create Space), North Charleston 2013.

30. Charoenngam N, Holick MF. Immunologic effects of vitamin D on human health and disease. Nutrients 2020; 12:2097.

31. Chaudhuri KR, Pal S, Brefel-Courbon C. 'Sleep attacks' or 'unintended sleep episodes' occur with dopamine agonists: is this a class effect? Drug Saf 2002; 25:473-483.

32. Chen X, Liu F, Yan Z et al. Therapeutic effects of sensory input training on motor function rehabilitation after stroke. Medicine (Baltimore) 2018; 97: e13387.

33. Cicero (106 BC-43 BC, *Ad familiares* 9.4.

34. Cilia R, Laguna J, Pezzoli G. Daily intake of Mucuna pruriens in advanced Parkinson's disease: A 16-week, noninferiority, randomized, crossover, pilot study. Parkinsonism Relat Disord 2018; 49:60-66.

35. Cilia R, Laguna J, Cassani E et al. *Mucuna pruriens* in Parkinson disease: A double-blind, randomized, controlled, crossover study. Neurology 2017; 89:432-438.

36. Cohen PA, Ayula B, Katragunta K, Khan I. Levodopa content of Mucuna pruriens supplements in the NIH Dietary Supplement Label Database. JAMA Neurol 2022; 79:1085-1086.

37. Dallé E, Mabandla MV. Early life stress, depression and Parkinson's disease: a new approach. Mol Brain 2018; 11:18. Doi 10.1186/ s130 41- 018-0356-9

38. Darweesh SKL, Raphael KG, Brundin P et al. Parkinson Matters. J Parkinsons Dis 2018; 8:495-498.

39. Dautzenberg PLJ, Breuning L. [Rivastigmine as treatment for flashbacks and REM sleep problems in an older patient] [Article in Dutch] Tijdschr Psychiatr 2021; 63:70-73.

40. De Gennaro L, Lanteri O, Piras F et al. Dopaminergic system and dream recall: An MRI study in Parkinson's disease patients, Hum Brain Mapp 2016 Mar; 37:1136-1147.

41. Ontogenesis and organization of sleep] [Article in French]. Rev Prat 1989; 39:5-9.

42. De Miranda BR, Goldman SM, Miller GW et al. Preventing Parkinson's Disease: An Environmental Agenda. J Parkinsons Dis 2022; 12:45-68.

43. Denombré. De la maladie de Parkinson, 1890. Spanish translation: González Maldonado R, González Redondo R (eds). De la enfermedad de Parkinson. Amazon (Create Space), North Charleston, 2013.

44. de Theije CG, Wopereis H, Ramadan M et al. Altered gut microbiota and activity in a murine model of autism spectrum disorders. Brain Behav Immun 2014; 37:197-206.

45. Djamshidian A, Bernschneider-Reif S, Poewe W, Lees AJ. Banisteriopsis caapi, a forgotten potential therapy for Parkinson's disease? Mov Disord Clin Pract 2015; 3:19-26.

46. Djamshidian A, Lees AJ. Can stress trigger Parkinson's disease? J Neurol Neurosurg Psychiatry 2014; 85:878-881

47. Dodiya HB, Forsyth CB, Voigt RM, et al. Chronic stress-induced gut dysfunction exacerbates Parkinson's disease phenotype and pathology in a rotenone-induced mouse model of Parkinson's disease, Neurobiol Dis 2020; 135:104352.

48. Dohnalová L, Lundgren P, Carty JRE et al. A microbiome-dependent gut-brain pathway regulates motivation for exercise. Nature 2022 Dec 14. doi: 10.1038/s41586-022-05525-z.

49. Donoyama N, Suoh S, Ohkoshi N. Effectiveness of An-ma massage therapy in alleviating physical symptoms in out-patients with Parkinson's disease: a before-after study. Comple-ment Ther Clin Pract 2014; 20:251-261.

50. Dorling JL, Martin CK, Redman LM. Calorie restriction for enhanced longevity: The role of novel dietary strategies in the present obeso-genic environment. Ageing Res Rev 2020; 64:101038.

51. d'Orsi G, Demaio V, Specchio LM. Pathological gambling plus hy-persexuality in restless legs syndrome: a new case. Neurol Sci 2011; 32:707-709.

52. Dos Santos Delabary M, Passos Monteiro E, Gimenes Donida R et al. Can Samba and Forró brazilian rhythmic dance be more effective than walking in improving functional mobility and spatiotemporal gait parameters in patients with Parkinson's disease? BMC Neurol 2020; 20:305.

53. Dowd S, Vickers K, Krahn D. Exercise for depression: How to get patients moving. Current Psychiatry 2004; 3:10-20.

54. Edmonston D, Gruder O, Maitland CG. Whole Body Vibra-tion therapy with exercise enhances motor function and improves quality of life in Parkinson's disease. Archives of Physical Medicine and Rehabilitation 2016; 97: e74.

55. Edwards, L. Aromatherapy and essential oils. Healthy and Natural Journal 1994; Oct:134-137.

56. El Idrissi S, Fath N, Ibork H et al. Restraint stress exacerbates apoptosis in a 6-OHDA animal model of Parkinson's disease. Neurotox Res 2023 Jan 12. doi: 10.1007/s12640-022-00630-3.

57. Ellis T, Rochester L. Mobilizing Parkinson's Disease: The Future of Exercise, J Parkinsons Dis 2018; 8:S95-S100.

58. Endo T, Matsumura R, Tokuda IT et al. Bright light improves sleep in patients with Parkinson's disease: possible role of circadian restoration, Sci Rep 2020; 10:7982. doi: 10.1038/s41598-020-64645-6.

59. Evans AH, Katzenschlager R, Paviour D et al. Punding in Parkinson's disease: its relation to the dopamine dysregulation syndrome. Mov Disord 2004; 19:397-405.

60. Fang X, Han D, Cheng Q, et al. Association of levels of physical activity with risk of Parkinson disease: a systematic review and meta-analysis. *JAMA Netw Open.* 2018; 1: e182421.

61. Fantini ML, Corona A, Clerici S, Ferini-Strambi L. Aggressive dream content without daytime aggressiveness in REM sleep behavior disorder. Neurology 2005; 65:1010-1015.

62. Feng H, Li C, Liu J, Wang L et al. Virtual reality rehabilitation versus conventional physical therapy for improving balance and gait in Parkinson's disease patients: A randomized controlled trial. Med Sci Monit 2019; 25:4186-4192.

63. Fernandez-Martinez MN, Hernandez-Echevarria L, Sierra-Vega M et al. A randomised clinical trial to evaluate the effects of Plantago ovata husk in Parkinson patients: changes in levodopa pharmacokinetics and biochemical parameters. BMC Complement Altern Med 2014; 14:296.

64. Ferry P, Johnson M, Wallis P. Use of complementary therapies and non-prescribed medication in patients with Parkinson's disease. Postgrad Med J 2002; 78:612-614.

65. Fifel K, Videnovic A. Chronotherapies for Parkinson's disease. Prog Neurobiol 2019; 174:16-27.

66. Fifel K, Videnovic A. Light therapy in Parkinson's disease: towards mechanism-based protocols. Trends Neurosci 2018; 41:252-254.

67. Fray Luis de León. Ode I, Life withdrawn (1583).

68. Frazer M, Arcona S, Le L, Sasane R. Dopamine agonist monotherapy utilization in patients with Parkinson's disease. Clin Park Relat Disord 2022 Dec 17; 8:100173.

69. Freud S. El malestar en la cultura (1929). Alianza Editorial, Madrid 2010.

70. Fu SC, Shih LC, Wu PH, et al. Exploring the causal effect of constipation on Parkinson's disease through mediation analysis of Microbial Data. Front Cell Infect Microbiol 2022; 2:871710.

71. Gagliano-Jucá T, Li Z, Pencina KM et al. The stair climb power test as an efficacy outcome in randomized trials of function promoting therapies in older men. J Gerontol A Biol Sci Med Sci 2020; 75:1167-1175.

72. Gibberd FB, Simmonds, JP. Neurological disease in ex-far-east prisoners of war. Lancet 1980; 2:135-137.

73. Goetz CG, Fan W, Leurgans S. Antipsychotic medication treatment for mild hallucinations in Parkinson's disease: Positive impact on long-term worsening. Mov Disord 2008; 23:1541-1545.

74. Goldman SM. Environmental toxins and Parkinson's disease. Annu Rev Pharmacol Toxicol 2014; 54:141-164.

75. Gómez-Pinilla F. Brainfoods: The effect of nutrients on brain function. Nature Reviews Neuroscience 2008; 9:568-578.

76. Gonçalves VC, Pinheiro DJLL, de la Rosa T et al. Propolis as a potential disease-modifying strategy in Parkinson's disease: cardioprotective and neuroprotective effects in the 6-OHDA rat model. Nutrients 2020; 12:1551. doi: 10.3390/nu12061551.

77. Góngora L. Ándeme yo caliente (1581).

78. González-Arancibia C, Urrutia-Piñones J, Illanes-González J et al. Do your gut microbes affect your brain dopamine? Psychopharmacology (Berl) 2019; 236:1611-1622.

79. González Maldonado R. Conjecturas de un neurólogo que escucho a mil parkinsonianos. Create Space (Amazon), North Charleston 2014.

80. González Maldonado R. The strange case of Dr. Parkinson (a new vision of an old disease). Grupo Editorial Universitario, Granada 1997. Reissue in Create Space (Amazon), North Charleston 2013.

81. González Maldonado R. Mucuna contra Parkinson. Create Space (Amazon), North Charleston 2014.

82. González Maldonado R. Mucuna versus Parkinson's disease. Create Space (Amazon), North Charleston 2014.

83. González Maldonado R. Parkinson y estrés. Create Space (Amazon), North Charleston 2013.

84. González Maldonado R. Natural remedies for Parkinson's disease. Create Space (Amazon), North Charleston 2017.

85. González Maldonado R. Prólogo. En: Díaz Márquez C (ed). Challenging Parkinson's disease. Grupo Editorial Universitario, Granada 1998.

86. González Maldonado R. Tratramientos heterodoxos en la enfermedad de Parkinson. Create Space (Amazon), North Charleston 2013.

87. González-Maldonado R, González-Redondo R, Di Caudo C. Benefit of the combination of mucuna, green tea and levodopa/benseracide in Parkinson's disease. Rev Neurol 2016; 62:525-526.

88. González-Maldonado R, González-Redondo R, Di Caudo C. The clinical effects of mucuna and green tea in combination with levodopa-benserazide in advanced Parkinson's disease: Experience from a case report. International Parkinson and Movement Disorders Society, Berlin June 2016. Mov Disord 2016; 31 Suppl 2, pp. S639.

89. Gracián B: Oráculo manual y arte de prudencia, 1647. Blanco E (ed). Cátedra, Madrid 2021. English translation: Robbins J (ed). The pocket Oracle and art of prudence. Penguin Classics, England 2011.

90. Grant WB, Lahore H, McDonnell et al. Evidence that vitamin D supplementation could reduce risk of influenza and COVID-19 infections and deaths. Nutrients 2020; 12:988.

91. Griesbauer EM, Manley E, Wiener JM, Spiers HJ. London taxi drivers: A review of neurocognitive studies and an exploration of how they build their cognitive map of London. Hippocampus 2022; 32:3-20.

92. Guénolé F, Marcaggi G, Baleyte JM, Garma L. Le rêve au cours du vieillissement normal et pathologique. Psychol NeuroPsychiatr Vieil 2010; 8: 87-96.

93. Guevara A. Court contempt and village praise (1613).

94. Gulas E, Wysiadecki G, Strzelecki D et al. Can microbiology affect psychiatry? A link between gut microbiota and psychiatric disorders. Psychiatr Pol 2018; 52::1023-1039.

95. Guo G, Xu S, Cao LD, Wu QY. The effect of levodopa benserazide hydrochloride on homocysteinemia levels in patients with Parkinson's disease and treatment of hyperhomocysteinemia. Eur Rev Med Pharmacol Sci 2016; 20:2409-2412.

96. Guzman JC, Otalora CA, Caro P et al. Decrease of dyskinesias in a model of Paarkinson's disease in Wistar rats, mediated by the phytopharmaceutical *Mucuna pruriens*. Neurology Perspectives 2021; 1:56-65. https://doi.org/10.1016/j.neurop.2021.03.011

97. Hamer M, Chida Y. Physical activity and risk of neurodegenerative disease: A systematic review of prospective evidence. Psychological Medicine 2009; 39:3-11.

98. Hammond DC, Kabbani S. Neurohypnosis. In: Weintraub MI (ed) Alternative and complementary treatment in neurologic illness. Churchill Livingstone, New York 2001.

99. Harro CC, Shoemaker MJ, Coatney CM et al. Effects of Nordic walking exercise on gait, motor/non-motor symptoms, and serum brain-derived neurotrophic factor in individuals with Parkinson's disease. Front Rehabil Sci 2022; 3:1010097.

100. Hauser RA, LeWitt PA, Comella CL. On demand therapy for Parkinson's disease patients: Opportunities and choices. Postgrad Med 2021; 133:721-727.

101. Hawkes CH, Del Tredici K, Braak H. Parkinson's disease: a dual-hit hypothesis. Neuropathol Appl Neurobiol 2007; 33:599-614.

102. Hawkes CH, Del Tredici K, Braak H. Parkinson's disease: the dual hit theory revisited. Ann N Y Acad Sci 2009; 170:615-622.

103. Helgerud J, Thomsen SN, Hoff J. Maximal strength training in patients with Parkinson's disease: impact onefferent neural drive, force-generating capacity, and functional performance. J Appl Physiol 2020; 129:683-690.

104. Hesiod. Theogony (c. 730-700 bC).

105. Hill-Burns EM, Debelius JW, Morton JT et al. Parkinson's disease and Parkinson's disease medications have distinct signatures of the gut microbiome. Mov Disord 2017; 32:739-749

106. Hironishi M, Miwa H, Kondo T. [Benefit of L-DOPA-without-DCI (decarboxylase inhibitor) therapy on wearing-off phenomenon in advanced stages of Parkinson's disease patients]. No To Shinkei 2002; 54:127-132.

107. Horace. Odes II, 5.

108. Hu J, Jia J, Zhang Y et al. Effects of vitamin D3 supplementation on cognition and blood lipids: A 12-month randomised, double-blind, placebo-controlled trial. J Neurol Neurosurg Psychiatry 2018; 89: 1341-1347.

109. Hurni M. Parkinson: Die verlorene Wut: Beobachtungen und Überlegungen zu einem außergewöhnlichen Krankheits-Fall. GRIM Verlag 2013.

110. Ibrahimagic OC, Smajlovic D, Dostovic Z et al. Hyperhomocystei-nemia and its treatment in patients with Parkinson's disease. Mater Sociomed 2016; 28:303-306.

111. Imbesi S, Corzani M. Multisensory cues for gait rehabilitation with smart glasses: methodology, design, and results of a preliminary pilot. Sensors (Basel) 2023; 23:874. doi: 10.3390/s23020874.

112. Iucksch DD, Siega J, Leveck GC et al. Improvement of balance, motor aspects, and activities of daily living in Parkinson's disease after a sequential multimodal aquatic- and land-based Intervention program. Rehabil Res Pract 2023 Jan 9; 2023:2762863. doi: 10.1155/2023/2762863.

113. Jin X, Wang L, Liu S et al. The Impact of mind-body exercises on motor function, depressive symptoms, and quality of life in Parkinson's disease: a systematic review and meta-analysis. Int J Environ Res Public Health 2019; 17:31.

114. Johansson ME, Cameron IGM, Van der Kolk NM et al. Aerobic exercise alters brain function and structure in Parkinson's Disease: a randomized controlled trial. Ann Neurol 2022; 91:203-216.

115. Jokanović M, Oleksak P, Kuca K. Multiple neurological effects associated with exposure to organophosphorus pesticides in man. Toxicology 2023; 484:153407.

116. Kang JH, Ascherio A, Groodstein F. Fruit and vegetable consumption and cognitive decline in aging women. Annals of Neurology 2005; 57:713-720.

117. Karbowniczek A, Niewiadomski W, Niewiadomska G. Impact of the whole body vibration training on the motor symptoms in Parkinson disease patients. Parkinsonism & Related Disorders 2016; 22, Supplement 2:e66-e67.

118. Karpodini CC, Dinas PC, Angelopoulou E et al. Rhythmic cueing, dance, resistance training, and Parkinson's disease: A systematic review and meta-analysis. Front Neurol 2022; 13:875178.

119. Katzenschlager R, Evans A, Manson A et al. *Mucuna pruriens* in Parkinson's disease: a double blind clinical and pharmacological study. J Neurol Neurosurg Psychiatry 2004; 75:1672-1677.

120. Katzenschlager R, Lees AJ. Treatment of Parkinson's disease: levo-dopa as the first choice. J Neurol 2002; 249 Suppl 2:II19-24.

121. Kitabayashi Y, Ueda H, Tsuchida H et al. Donepezil-induced night-mares in mild cognitive impairment. Psychiatry Clin Neurosci 2006; 60:123-124.

122. Koepp MJ, Gunn RN, Lawrence AD et al. Evidence for striatal dopa-mine release during a video game. Nature 1998; 393:266-268.

123. Kulisevsky J, Roldan E. Hallucinations and sleep disturbances in Parkinson's disease. Neurology 2004; 63(8 Suppl 3): S28-30.

124. Kumar S, Bhatia M, Behari M. Sleep disorders in Parkinson's di-sease. Mov Disord 2002; 17:775-781.

125. Kwok JJY, Choi KC, Chan HYL. Effects of mind-body exercises on the physiological and psychosocial well-being of individuals with Parkinson's disease: A systematic review and meta-analysis. Com-plement Ther Med 2016; 29:121-131.

126. Keun JTB, Arnoldussen IA, Vriend C, van de Rest O. Dietary ap-proaches to improve efficacy and control side effects of levodopa therapy in Parkinson's disease: a systematic review. Adv Nutr 2021; 12:2265-2287.

127. LeBourgeois MK, Dean DC, Deoni SCL et al. A simple sleep EEG marker in childhood predicts brain myelin 3.5 years later. Neuro-image 2019; 199:342-350.

128. Lees AJ. Drugs for Parkinson's disease. J Neurol Neurosurg Psy-chiatry 2002; 73:607-610.

129. Lewis JE, Poles J, Shaw DP et al. The effects of twenty-one nutrients and phytonutrients on cognitive function: A narrative review. J Clin Transl Res 2021; 7:575-620.

130. Li BD, Bi ZY, Liu JF et al. Adverse effects produced by different drugs used in the treatment of Parkinson's disease: A mixed treatment comparison. CNS Neurosci Ther 2017; 23: 827-842.

131. Li BD, Cu JJ, Song J et al. Comparison of the efficacy of different drugs on non-motor symptoms of Parkinson's disease: a network meta-analysis. Cell Physiol Biochem 2018; 45:119-130.

132. Liguori C, Fernandes M, Cerroni R et al. Effects of melatonin prolongedrelease -on both sleep and motor symptoms in Parkinson's disease: a preliminary evidence. Neurol Sci 2022; 43:5355-5362.

133. Lima LO, Scianni A, Rodrigues-de-Paula F. Progressive resistance exercise improves strength and physical performance in people with mild to moderate Parkinson's disease: a systematic review. J Physiother 2013; 59:7-13.

134. Lin SJ, Tai L, Huang YJ et al. Effect of catechin and commercial preparation of green tea essence on the pharmacokinetics of l-dopa in rabbits. Biomed Chromatogr 2021; 35: e5227.

135. Lord S, Godfrey A, Galna B et al. Ambulatory activity in incident Parkinson's: more than meets the eye? J Neurol 2013; 260:2964-2972.

136. Lucan. Pharsalia, VIII, 487.

137. Maguire EA, Woollett K, Spiers HJ. London taxi drivers and bus drivers: a structural MRI and neuropsychological analysis. Hippocampus 2006; 16:1091-1101.

138. Mak MKY, Wong-Yu ISK. Six-month community-based community-based brisk wal-king and balance exercise alleviates motor symptoms and promotes functions in people with Parkinson's disease: A Randomized controlled trial. J Parkinsons Dis 2021; 11:1431-1441.

139. Mancia M. The dream as religion of the mind. Int J Psychoanal 1988; 69:419-426.

140. Manyam BV, Sanchez-Ramos JR. Traditional and complementary therapies in Parkinson's disease. Adv Neurol 1999; 80:565-574.

141. Márquez Rivera J. A different way of looking at Parkinson's disease. Create Space (Amazon) 2015.

142. Márquez Rivera J. The cure for Parkinson's disease. Create Space (Amazon) 2021.

143. Martínez-Chacón G, Paredes-Barquero M, YakhineYakhine-Diop SMS et al. Neuroprotective properties of queen bee acid by autophagy induction. Cell Biol Toxicol 2021 Aug 27. doi: 10.1007/s10565-021-09625-w. Online ahead of print.

144. McCarter SJ, St Louis EK, Boeve BF. REM sleep behavior disorder and REM sleep without atonia as an early manifestation of degenerative neurological disease. Curr Neurol Neurosci Rep 2012; 12:182-192.

145. Mercola J, Grant WB, Wagner CL. Evidence regarding vitamin D and risk of COVID-19 and its severity. Nutrients 2020; 12:3361.

146. Mischley LK. Natural therapies for Parkinson's disease. Coffeetown press, Seattle 2010.

147. Mitchell D. Promoting enjoyment and self-belief through work rehabilitation. Arch Psychiatr Nurs 1998; 12:344-50.

148. Morris MC, Evans DA, Tangney CC et al. Associations of vegetable and fruit consumption with age-related cognitive change. Neurology 2006; 67:1370-1376.

149. Müller-RebsteiMüller-Rebstein S, Trenkwalder C, Ebentheuer J et al. Drug safety analysis in a real-life cohort of Parkinson's disease patients with polypharmacy. CNS Drugs 2017; 31:1093-1102.

150. Murata M. Levodopa in the early treatment of Parkinson's disease. Parkinsonism Relat Disord 2009; 15 Suppl 1: S17-20.

151. Nagashima Y, Kondo T, Sakata M et al. Effects of soybean ingestion on pharmacokinetics of levodopa and motor symptoms of Parkinson's disease-in relation to the effects of *Mucuna pruriens*. J Neurol Sci 2016; 361:229-234.

152. Nandipati S, Litvan I et al. Environmental Exposures and Parkinson's Disease. Int J Environ Res Public Health 2016; 13:881.

153. Nascimento CMC, Ayan C, Cancela JM et a. Effect of a multimodal exercise program on sleep disturbances and instrumental activities of daily living performance on Parkinson's and Alzheimer's disease patients. Geriatr Gerontol Int 2014; 14:259-266.

154. Neagoe AD. Delirium with manic and psychotic features associated with amantadine. Gen Hosp Psychiatry 2013; 35:680.e7-8. doi: 10.1016.

155. Neth BJ, Bauer BA, Benarroch EE, Savica R. The role of intermittent fasting in Parkinson's disease. Front Neurol 2021; 12:682184.

156. Ohayon MC, Carskadon MA, Guilleminault C, Vitiello MV. Meta-analysis of quantitative sleep parameters from childhood to old age in healthy individuals: developing normative sleep values across the human lifespan. Sleep 2004; 27:1255-1273.

157. Olanow CW, Torti M, Kieburtz K et al. Continuous versus intermittent oral administration of levodopa in Parkinson's disease patients with motor fluctuations: A pharmacokinetics, safety, and efficacy study. Mov Disord 2019; 34:425-429.

158. Otaiku AI. Distressing dreams and risk of Parkinson's disease: A population-based cohort study. EClinicalMedicine 2022; 48:101474.

159. Otaiku AI. Dream content predicts motor and cognitive decline in Parkinson's disease. Mov Disord Clin Pract. 2021; 8:1041-1051.

160. Ottosson J, Lavesson L, Pinzke S, Grahn P. The significance of experiences of nature for people with Parkinson's disease, with special focus on freezing of gait-the necessity for a biophilic environment. A multi-method single subject study. Int J Environ Res Public Health 2015; 12: 7274-7299

161. Ouchi Y, Kanno T, Okada H et al. Changes in dopamine availability in the nigrostriatal and mesocortical dopaminergic systems by gait in Parkinson's disease. Brain 2001; 124:784-792.

162. Ozer F, Meral H, Hanoglu L et al. Plasma homocysteine levels in patients treated with levodopa: motor and cognitive associations. Neurol Res 2006; 28:853-858.

163. Pacchetti C, Aglieri R, Mancini F, Martignoni E, Nappi G. Active music therapy and Parkinson's disease: methods. Funct Neurol 1998; 13:57-67.

164. Pacchetti C, Mancini F, Aglieri R, Fundaro C, Martignoni E, Nappi G. Active music therapy in Parkinson's disease: an integrative method for motor and emotional rehabilitation. Psychosom Med 2000; 62: 386-393.

165. Pagano G, Tan EE, Haider JM, Bautista A, Tagliati M. Constipation is reduced by beta-blockers and increased by dopaminergic medications in Parkinson's disease. Parkinsonism Relat Disord 2015; 21:120-125.

166. Paiva T, Bugalho P, Bentes C. Dreaming and cognition in patients with frontotemporal dysfunction. Conscious Cogn 2011; 20:1027-1035.

167. Paris, C. The cultural animal. Barcelona : Crítica, 1994.

168. Parkinson J. An assay on the shaking palsy. Sherwood, Neely & Jones, London 1817. Spanish translation (bilingual edition): González Maldonado R, Morata Pérez J (eds). An essay on shaking palsy. Amazon (Create Space), North Charleston 2013.

169. Parrales-Macias V, Harfouche A, Ferrié L et al. Effects of a new natural catechol-O-methyl transferase inhibitor on two in vivo models of Parkinson's disease. ACS Chem Neurosci 2022; 13:3303-3313.

170. Paus S, et al. Bright light therapy in PD: a pilot study. Mov Di-sord 2007; 22:1495-1498.

171. Paus S, Brecht HM, Köster J et al. Sleep attacks, daytime sleepiness, and dopamine agonists in Parkinson's disease. Mov Disord 2003; 18:659-667.

172. Pfeifer E, Wittmann M. Waiting, thinking, and feeling: variations in the perception of time during silence. Front Psychol 2020; 11: 02. doi: 10.3389/fpsyg.2020.00602

173. Pereira M, Dantas A, Galvão LM et al. Vitamin D deficiency aggravates COVID-19: systematic review and meta-analysis, Nutr 2022; 62:1308-1316.

174. Pereira TMC, Côco LZ, Ton AMM et al. The emerging scenario of the gut-brain axis: the therapeutic actions of the new actor kefir against neurodegenerative diseases. Antioxidants (Basel) 2021; 10:1845.

175. Periñán MT, Macías-García D, Jesús S et al. Homocysteine levels, genetic background, and cognitive impairment in Parkinson's disease. J Neurol 2023; 270:477-485.

176. Perogamvros L, Schwartz S. The roles of the reward system in sleep and dreaming. Neurosci Biobehav Rev 2012; 36:1934-1951.

177. Phuenpathom W, Panyakaew P, Vateekul P et al. Vibratory and plantar pressure stimulation: Steps to improve freezing of gait in Parkinson's disease. Parkinsonism & Related Disorders. Available online 28 October 2022.

178. Picca A, Pesce V, Lezza AMS. Does eating less make you live longer and better? An update on calorie restriction. Clin Interv Aging 2017; 12:1887-1902.

179. Pluck GC, Brown RG. Apathy in Parkinson's disea-se. J Neurol Neurosurg Psychiatry 2002; 73:636-642.

180. Poewe W. When a Parkinson's disease patient starts to hallucinate. Pract Neurol 2008; 8:238-241.

181. Pont-Sunyer C, Hotter A, Gaig C, et al. The onset of nonmotor symptoms in Parkinson's disease (the ONSET PD study). Mov Disord 2015; 30:229-237.

182. Poortvliet PC, Gluch A, Silburn PA, Mellick GD. The Queensland Parkinson's Project: An overview of 20 years of mortality from Parkinson's disease. J Mov Disord 2021; 14:34-41.

183. Proust M. Du côté de chez Swann (À la recherche du temps perdu). Salinas P (Trad). Por el camino de Swann (In Search of Lost Time). Unidad Editorial, Madrid 1999.

184. Quevedo y Villegas F. Grandes anales de quince días, historias de muchos siglos que pasaron en un mes. Imprenta de Sancha, posthumous edition 1794.

185. Rabey JM, Vered Y, Shabtai H et al. Broad bean (*Vicia faba*) consumption and Parkinson's disease. Adv Neurol 1993; 60:681-684.

186. Rabey JM, Vered Y, Shabtai H et al. Improvement of parkinsonian features correlate with high plasma levodopa values after broad bean (*Vicia faba*) consumption. J Neurol Neurosurg Psychiatry 1992; 55:725-727.

187. Radder DLM, Groenestege ATT, Boers I et al. *Mucuna Pruriens* combined with carbidopa in Parkinson's disease: A case report. J Parkinsons Dis 2019; 9:437-439.

188. Radulovic J, Ivkovic S, Adzic M. From chronic stress and anxiety to neurodegeneration: focus on neuromodulation of the axon initial segment. Handbook of Clinical Neurology 2022; 184: 481-495.

189. Rai SN, Mishra D, Singh P et al. Therapeutic applications of mushrooms and their biomolecules along with a glimpse of *in silico* approach in neurodegenerative diseases. Biomedicine & Pharmacotherapy 2021; 137:111377

190. Raina AP, Khatri R. Quantitative determination of L-DOPA in seeds of *mucuna pruriens* germplasm by high performance thin layer chromatography. Indian J Pharm Scienc 2011; 73:459-462.

191. Raphael A. "Ahh! Aromatherapy." Delicious 1994; 12:47-48.

192. Rascol O, Brooks DJ, Korczyn AD, De Deyn PP, Clarke CE, Lang AE. A five-year study of the incidence of dyskinesia in patients with early Parkinson's disease who were treated with ropinirole or levodopa. N Engl J Med 2000; 342:1484-1491.

193. Rascol O, Brooks DJ, Korczyn AD et al. Development of dyskinesias in a 5-year trial of ropinirole and L-dopa. Mov Disord 2006; 21:1844-1850.

194. Reich W. The function of the orgasm. Orgone Institute Press, New York 1927. Translation: The function of the orgasm. Paidós, Buenos Aires 1974.

195. Reuter I, Engelhardt M, Stecker K, Baas H. Therapeutic value of exercise training in Parkinson's disease, Med Sci Sports Exerc 1999; 31:1544-1549.

196. Rijntjes M. Knowing your beans in Parkinson's disease: a critical assessment of current knowledge about different beans and their compounds in the treatment of Parkinson's disease and in animal models. Parkinsons Dis 2019; 2019:1349509.

197. Rochester L, Baker K, Hetherington V et al. Evidence for motor learning in Parkinson's disease: acquisition, automaticity and retention of cued gait performance after training with external rhythmical cues. Brain Res 2010; 1319:103-111.

198. Rong S, Xu G, Liu B et al. Trends in mortality from Parkinson disease in the United States, 1999-2019. Neurology 2021; 97: e1986-e1993.

199. Rosenfeldt AB, Koop MM, Penko AL, Alberts JL. Individuals with Parkinson disease are adherent to a high-intensity community-based cycling exercise program. J Neurol Phys Ther 2022; 46:73-80.

200. Rowe PL, Taflan S, Hahne AJ. Does the addition of whole-body vibration training improve postural stability and lower limb strength during rehabilitation following anterior cruciate ligament reconstruction: a systematic review with meta-analysis. Clin J Sport Med 2022; 32:627-634.

201. Samadi P, Grégoire L, Rouillard C et al. Docosahexaenoic acid reduces levodopa-induced dyskinesias in MPTP monkeys. Ann Neurol 2006; 59:282-288.

202. Santos-García D, Fonticoba TD, Cores Bartolomé C et al. Risk of cognitive impairment in patients with Parkinson's disease with visual hallucinations and subjective cognitive complaints. J Clin Neurol 2023 Jan 2. Online ahead of print.

203. Scalzo P, Kümmer A, Bretas TL et al. Serum levels of brain-derived neurotrophic factor correlate with motor impairment in Parkinson's disease. J Neurol 2010; 257:540-545.

204. Scammell TE, Arrigoni E, Lipton JO. Neural circuitry of wakefulness and sleep. Neuron 2017; 93:747-765.

205. Scandalis TA, Bosak A, Berliner JC et al. Resistance training and gait function in patients with Parkinson's disease. Am J Phys Med Rehabil 2001; 80:38-43.

206. Schneider RB, Lu X, Biglan K et al. Earlier dopaminergic treatment in Parkinson's disease is not associated with improved outcomes. Mov Disord Clin Pract 2019; 6:222-226.

207. Schenkman M, Moore CG, Kohrt WM et al. Effect of high-intensity treadmill exercise on motor symptoms in patients with *de novo* Parkinson's disease: a phase 2 randomized clinical trial. JAMA Neurol 2018; 75:219-226.

208. Schütz L, Sixel-Döring F, Hermann W. Management of sleep disturbances in Parkinson's disease. J Parkinsons Dis 2022; 12: 2029-2058.

209. Shen Y, Huang JY, Li J, Liu CF. Excessive daytime sleepiness in Parkinson's disease: Clinical implications and management. Chin Med J (Engl) 2018; 131:974-981.

210. Shih IF, Liew Z, Krause N, Ritz B. Lifetime occupational and leisure time physical activity and risk of Parkinson's disease. Parkinsonism Relat Disord. 2016; 28:112-117.

211. Siclari F, Valli K, Arnulf I. Dreams and nightmares in healthy adults and in patients with sleep and neurological disorders. Lancet Neurol 2020; 19:849-859.

212. Sleeman I, Aspray T, Lawson R et al. The role of vitamin D in disease progression in early Parkinson's disease. J Parkinsons Dis 2017; 7:669-675.

213. Small G, Vorgan G. Meet your ibrain. Scientific American Mind 2008; 19:42-49.

214. Smith AD, Castro SL, Zigmond MJ. Stress-induced Parkinson's disease: a working hypothesis. Physiol Behav 2002; 77:527-531.

215. Smith LK, Jadavji NM, Colwell KL et al. Stress accelerates neural degeneration and exaggerates motor symptoms in a rat model of Parkinson's disease.

216. Solms, M., and Panksepp J. The "id" knows more than the "ego" admits: neuropsychoanalytic and primal consciousness perspectives on the interface between affective and cognitive neuroscience. Brain Sci 2012; 2:147-175.

217. Soumyanath A, Denne T, Hiller A et al. Analysis of levodopa content in commercial *Mucuna pruriens* products using high-performance liquid chromatography with fluorescence detection. J Alt Complement Medicine 2018; 24:182-186.

218. Stevenson RL. *Virginibus puerisque* and other papers (1881). Translation: *Virginibus puerisque* y otros ensayos. Alianza, Madrid 1994.

219. Strandwitz P. Neurotransmitter modulation by the gut microbiota. Brain Res 2018; 1693(Pt B):128-133.

220. Suárez-García I, Gómez Cerezo JF, Ríos-Blanco JJ et al. Homocysteine: the cardiovascular risk factor of the next millennium? [Homocysteine. The cardiovascular risk factor of the next millennium?] An Med Interna (Madrid) 2001; 18:211-217.

221. Sun MF, Shen YQ. Dysbiosis of gut microbiota and microbial metabolites in Parkinson's disease. Ageing Res Rev 2018; 45:53-61.

222. Sun MF, Zhu YL, Zhou ZL et al. Neuroprotective effects of fecal microbiota transplantation on MPTP-induced Parkinson's disease mice: Gut microbiota, glial reaction and TLR4/TNF-α signaling pathway. Brain Behav Immun 2018; 70:48-60.

223. Suoh S, Donoyama N, Ohkoshi N. Anma massage (Japanese massage) therapy for patients with Parkinson's disease in geriatric health services facilities: Effectiveness on limited range of motion of the shoulder joint. J Bodyw Mov Ther 2016; 20:364-372.

224. Taghizadeh G, Azad A, Kashefi S, et al. The effect of sensory-motor training on hand and upper extremity sensory and motor function in patients with idiopathic Parkinson disease. J Hand Ther 2017; pii: S0894-1130(17)30004-2.

225. Tanaka K, Quadros AC Jr, Santos RF et al. Benefits of physical exercise on executive functions in older people with Parkinson's disease. Brain Cogn 2009; 69:435-441.

226. Thacker EL, Chen H, Patel AV et al. Recreational physical activity and risk of Parkinson's disease. Mov Disord 2008; 23:69-74.

227. Tillerson JL, Caudle WM, Reverón ME, Miller GW. Exercise induces behavioral recovery and attenuates neurochemical deficits in rodent models of Parkinson's disease. Neuroscience 2003; 119:899-911.

228. Tillerson JL, Cohen AD, Caudle WM et al. Forced nonuse in unilateral parkinsonian rats exacerbates injury. J Neurosci 2002; 22:6790-6799.

229. Tillmann AC, Andrade A, Swarowsky A, De Azevedo Guimarães AC et al. Brazilian Samba protocol for individuals with Parkinson's disease: A clinical non-randomized study. JMIR Res Protoc 2017; 6(7):e129. doi: 10.2196/resprot.6489.

230. Trappe HJ, Voit G. The cardiovascular effect of musical genres. A randomized controlled study on the effect of compositions by WA Mozart, J Strauss, and ABBA. Dtsch Arztebl Int 2016; 113:347-352.

231. Tvete IF, Klemp M. Parkinson's disease, treatment choice and survival over time. Clin Park Relat Disord 2022; 6:100136.

232. Valli K, Frauscher B, Peltomaa T et al. Dreaming furiously? A sleep laboratory study on the dream content of people with Parkinson's disease and with or without rapid eye movement sleep behavior disorder. Sleep Med 2015; 16:419-427.

233. Van der Giessen R, Olanow W, Lees A, Wagner H. Pharmaceutical compositions and uses comprising *Mucuna Pruriens* seed powder and extracts thereof in the treatment of neurological diseases. International Application published under the Patent Cooperation Treaty, 2004 13May. WO 2004/039385 A2, PCT/EP2003/010975. https://register.epo.org/ ipfwretrieve?apn= JP. 2004547503. A&lng =en

234. Verschuur CVM, Suwijn SR, Boel JA et al, LEAP Study Group. Randomized Delayed-Start Trial of Levodopa in Parkinson's Disease. N Engl J Med 2019; 380:315-324.

235. Videnovic A, Klerman EB, Wang W et al. Timed light therapy for sleep and daytime sleepiness associated with Parkinson sisease: a randomized clinical trial. JAMA Neurol 2017; 74:411-418.

236. Walsh R. Lifestyle and mental health. Am Psychol 2011; 66:579-592.

237. Wang K, Li K, Zhang P et al. Mind-body exercises for non-motor symptoms of patients with Parkinson's disease: a systematic review and meta-analysis. Front Aging Neurosci 2021; 13:770920.

238. Wang W, Cui Y, Wen L et al. Dietary restriction against Parkinson's disease: what we know so far. Nutrients 2022; 14:4108.

239. Waterman D. Aging and memory for dreams. Perceptual and Motor Skills 1999; 73:355-365.

240. Wei W, Wang S, Xu C, et al. Gut microbiota, pathogenic proteins and neurodegenerative diseases. Front Microbiol 2022; 13:959856.

241. Willis GL, Turner EJ. Primary and secondary features of Parkinson's disease improve with strategic exposure to bright light: a case series study. Chronobiol Int 2007; 24:521-537.

242. Willis GL, Moore C, Armstrong SM. A historical justification for and retrospective analysis of the systematic application of light therapy in Parkinson's disease. Rev Neurosci 2012; 23:199-226.

243. Wirz-Justice A, Benedetti F, Terman M. Chronotherapeutics for affective disorders: A clinician's manual for light and wake therapy. S Karger AG, Basel 2013.

244. Wordsworth W, The world is too much with us. Poems, in two volumes (1807).

245. Wu PL, Lee M, Huang TT. Effectiveness of physical activity on patients with depression and Parkinson's disease: A systematic review. PLoS One 2017; 12: e0181515

246. Xie Y, Feng H, Peng S et al. Association of plasma homocysteine, vitamin B12 and folate levels with cognitive function in Parkinson's disease: A meta-analysis. Neurosci Lett 2017; 636:190-195.

247. Xu W, OuYang S, Chi Z et al. Effectiveness and safety of electroacupuncture in treating Parkinson disease. A protocol for systematic review and meta-analyses. Medicine (Baltimore). 2021 Mar 12; 100(10)

248. Yang CY, Kuo SH. Swimming with cerebellar ataxia. PM R. 2021; 13:425-426.

249. Yemula N, Dietrich C, Dostal V, Hornberger M. Parkinson's disease and the gut: symptoms, nutrition, and microbiota. J Parkinsons Dis 2021; 11:1491-1505.

250. Yogev-Seligmann G, Josman N, Bitterman N et al. The development of a home-based technology to improve gait in people with Parkinson's disease: a feasibility study. Biomed Eng Online 2023; 22:2.

251. Yoon SY, Suh JH, Yang SN et al. Association of physical activity, including amount and maintenance, with all-cause mortality in Parkinson disease. JAMA Neurol 2021; 78: 1446-1453.

252. Yuan S, Mason AM, Carter P et al. Homocysteine, B vitamins, and cardiovascular disease: a Mendelian randomization study. BMC Med 2021; 19:97.

253. Zanasi M, De Persis S, Caporali M, Siracusano A. Dreams and age. Perceptual and Motor Skills 2005; 100:925-938.

254. Zárate P, Díaz V. Music therapy applications in medicine. Rev Méd Chile 2001; 129:219-233.

255. Zesiewicz TA, Hauser RA. Sleep attacks and dopamine agonists for Parkinson's disease: what is currently known? CNS Drugs 2003; 17:593-600.

256. Zhang Y, Ren R, Sanford LD et al. Sleep in Parkinson's disease: A systematic review and meta-analysis of polysomnographic findings. Sleep Med Rev 2020; 51:101281.

257. Zhao Z, Ning J, Bao XQ, et al. Fecal microbiota transplantation protects rotenone-induced Parkinson's disease mice via suppressing inflammation mediated by the lipopolysaccharide-TLR4 signaling pathway through the microbiota-gut-brain axis. Microbiome 2021; 9:226.

258. Zheng L, Huiping QLe W et al. Vitamin D status and Parkinson's disease: a systematic review and meta-analysis. Neurol Sci 2014; 35:1723-1730.

259. Zhong Z, Chen W, Gao H, et al. Fecal Microbiota Transplantation Exerts a Protective Role in MPTP-Induced Parkinson's Disease via the TLR4/PI3K/AKT/NF-κB Pathway Stimulated by α-Synuclein. Neurochem Res 2021; 46:3050-3058.

260. Zhou Z, Zhou R, Zhang Z, Li K. The Association Between Vitamin D Status, Vitamin D Supplementation, Sunlight Exposure, and Parkinson's Disease: A Systematic Review and Meta-Analysis. Med Sci Monit 2019; 25:666-674.

261. Zhu M, Liu X, Ye Y, et al. Gut Microbiota: A Novel Therapeutic Target for Parkinson's Disease. Front Immunol 2022; 13:937555.

262. Zhuo C, Zhu X, Jiang R, Ji F, Su Z, Xue R, Zhou Y. Comparison for Efficacy and Tolerability among Ten Drugs for Treatment of Parkinson's Disease: A Network Meta-Analysis. Sci Rep *2017; 8:45865*. doi: 10.1038/srep45865.

263. Zoladz JA, Pilc A, Majerczak J et al. Endurance training increases plasma brain-derived neurotrophic factor concentration in young healthy men. *J Physiol Pharmacol* 2008; 59(suppl 7):119-132.

264. https://es.statista.com/estadisticas/590962/numero-de-muertes-por-parkinson-en-espana/

Indice

INDICE

Finis

.